名市大ブックス 16

看護の世界

～生活と健康を支える多様な看護

名古屋市立大学 編

人々の生活と健康を支える看護の仕事

名古屋市立大学　大学院看護学研究科　研究科長
明石　惠子

名市大ブックス創刊からはや3年。第16巻となる本書では、保健・医療・福祉の幅広い分野で活躍し、人々の生活と健康、そして医療を支える看護職（保健師・助産師・看護師）の魅力を紹介いたします。

看護は、あらゆる年代の個人や家族、集団や地域の人々が対象です。そして、人々の健康の保持増進・疾病の予防・健康の回復・苦痛の緩和を行って、生涯を通して最期までその人らしく人生をまっとうできるよう、その人の持つ本来の力に働きかけながら支援することを目的としています。しかし、看護職の仕事内容は十分に知られていないようです。本書をお読みいただければ、看護職が何を考え何を目指しているのか、実際にどのような仕事を行っているのかなどがよくわかるでしょう。

本書を手に取ってくださった方の中には、看護職を目指す高校生や中学生もいらっしゃると思いますので、ここで看護職になる方法を説明します。

看護師になるには、高等学校を卒業後、看護大学で4年間、または看護短期大学・看護専門学校で3年間の教育を受け、看護師国家試験に合格する必要があります。国家試験は、中学校卒業後に5年一貫の看護師養成所で教育を受けても受験できます。

これらの学校で学ぶ内容は以下の通りです。看護と医療の基本を学び、思考力や判断力、コミュニケーション能力、そして看護の実践能力を身に付けます。

(1)基礎分野：看護の基礎となる人間と生活・社会に関する一般教養

(2)専門基礎分野：人体の構造と機能、病気とその治療、健康を支援するしくみ

(3)専門分野：人の成長発達と健康問題に関する看護の専門的な知識と技術（基礎看護学、成人看護学、老年看護学、小児看護学、母性看護学、精神看護学、地域・在宅看護論など）

保健師や助産師になるためにはそれぞれの養成コースを有する看護系大学院・看護大学・看護短期大学専攻科、あるいは保健師養成所・助産師養成所などで、1年以上の教育を受けて保健師国家試験または助産師国家試験に合格する必要があります（看護師国家試験の合格も必要です）。それぞれの国家資格取得後は、本書で紹介した場をはじめとして、さまざまな場で活躍が可能です。

看護職員の就業者数は年々増加し、2020年度の調査では看護師128万人、保健師5万6千人、助産師3万8千人でした。高齢化の進展とともにさらに需要は高まっており、看護職員は不足傾向にあります。女性が9割以上を占めているため、結婚、妊娠・出産、子育て、介護などの理由で離職する人も少なくありません。

人々の生活と健康を護る看護職はとてもやりがいのある仕事です。みなさんに看護職の魅力が伝わり、それぞれの現場でがんばっている看護職を応援していただけますと幸いです。

目次
Contents

コラム

保健師はどんなことをしているの？

看護学研究科地域保健看護学　教授　門間　晶子

看護師に会ったことがない人はほぼいないと思いますが、保健師についてはあまり聞いたことがない、直接会った覚えがない、どこで働いて何をしているのかよくわからない、という方が多いのではないでしょうか。ここでは保健師とはどういう人・仕事で、どんなことを考え願いながら働いているのかをお伝えします。

保健師とは？

保健師は、赤ちゃんからお年寄りまで、地域で暮らすさまざまな健康状態、生活状況の人々の健康や暮らしを守り支える仕事をしています。

看護師がかつて看護婦と呼ばれていたように、保健師も「保健婦」と呼ばれていました。１９９３年には男性もこの仕事につけるようになり、２００２年から名称が「保健師」に変わりました。法律[※1]で保健師とは、「保健指導を業《ぎょう》とするもの」と規定されています。保健指導を日々行っている人、という意味です。では、保

※1　保健師助産師看護師法
保健師、助産師、看護師の3職種について定める日本の法律。職業資質を高め、医療・公衆衛生の普及向上を目的とする。１９４８年（昭和23年）７月30日公布。通称保助看法。

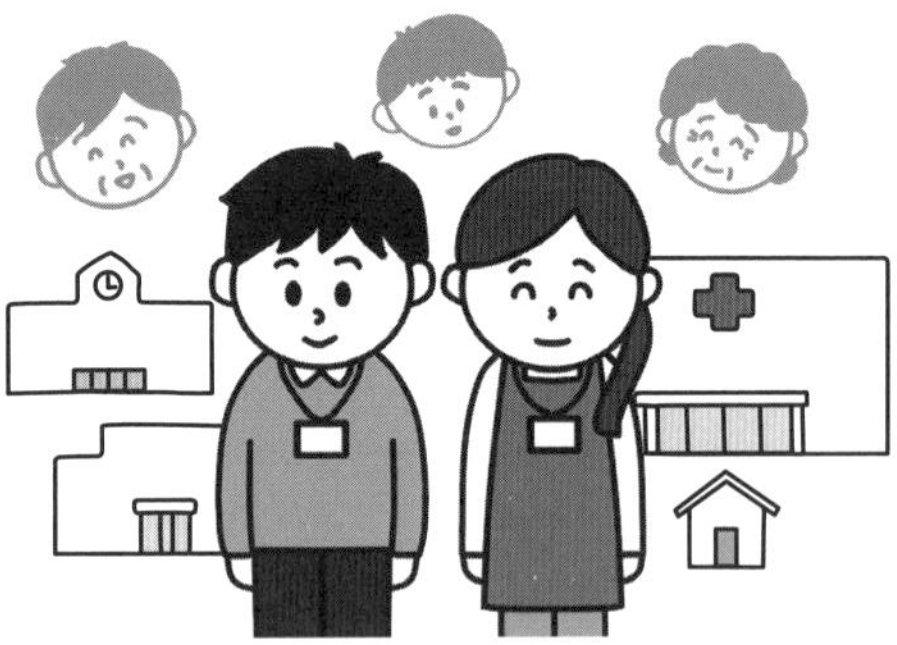

健指導とは何でしょうか。それは、保健師の健康支援のあり方を総称すると同時に、非常にジレンマに満ちた言葉なのです。

「指導」という言葉には、どうしても一方的な上下関係が見え隠れします。しかし、保健師が地域住民に健康支援をする場合、むしろ水平な関係を大事にした「相談」的な働きかけを重んじます。患者や地域住民とともに考えながら、その人たちが本来持っている力を発揮できるよう、側面から支える、黒子といわれるような姿です。病院を退院する患者さんは、医師や看護師の「おかげでよくなった」と言いながら病院を後にしますが、保健師はむしろ、その人たちが「自分でよい状態になった」と感じられることを大事にしているように思います。

『13歳のハローワーク』という本には、保健師についてわかりやすい説明があり、保健師として働くために必要なこととして、「幅広い知識や視野」「あたたかい人間性」「しっかりした体力と精神力」を挙げています。うまいこと言ってくれているなあと感心します。

そんな保健師は国家資格の1つであり、その受験には看護師免許、もしくは看護師国家試験受験資格が必要です。看護師学校で学んだうえでさらに保健師学校で学ぶか、看護師と保健師のカリキュラムをそなえている看護系大学で学ぶか、保健師のカリキュラムがある大学院で学び、試験を受けます。つまり、看護師免許を持たなければ保健師になれないのです。また保健師の資格を取得すると、養護教諭（2級）の資格も申請だけで取得できます。

保健師はどこでどんな風に働いているの？

保健師が働く場所は、大きく行政、産業、学校に分けられます。産業保健師は、企業などで社員の健康管理を行います。学校保健では、いわゆる保健室の先生である養護教諭が子どもたちの健康を守ります。養護教諭には、大学の教育学部などを経てなる人もいますが、前述したように、保健師の資格に基づいて養護教諭の免許が申請できます。

厚生労働省の2020年度の報告では、保健師は全国に約5万6千人（看護師は約128万人）います。働く場所は約6割が市町村、つまり市役所や役場の健康支援部門や市町村保健センターなどです。都道府県や政令指定都市にある保健所で働く保健師は1~2割です。また、病院の退院調整部門で働く保健師もいます。最近では、高齢者の健康や介護に関する相談を総合的に担う「地域包括支援センター」も保健師の活躍の場となっています。

このように、保健師はさまざまな場所で働いていますが、ここでは、行政（都道府県や市町村などの行政機関）の職員として地域の住民の健康を守る保健師を中心に話を進めます。

行政保健師の働きかけの対象者はその地域内に暮らすすべての人々であり、赤ちゃんからお年寄りまで、健康な人も、健康が損なわれている人も、すべてです。そして、小学校区など特定地域を受け持って活動していることが多いのです（受け持ち地区制）。

保健師が行う健康支援は3つのタイプに分けられます（図表1）。1つは、個人や家族に対して、面談や家庭訪問などの方法でその家族の事情に応じた健康支援を行う活動です。たとえば赤ちゃんが生まれた家庭への訪問による健康支援、結核患者の治療継続のための支援、生活習慣病の健康診査の結果に基づく健康相談などです。2つめとして、似たような健康問題をかかえている人たちに対する健康教育やグループづくり支援があります。たとえばこれから親になる人のためのパパママ教室、認知症高齢者の家族への介護予防教室、ふたごやみつごを育てる親の会の立ち上げや継続の支援などです。3つめは、地域全体の健康を守るしくみやケアのシステムをつくるような働きかけです。たとえば難病患者さんが災害時に避難できるような助け合いのしくみづくりなどです。

このように保健師は個人から集団、地域全体と重層的な働きかけの起点を持って健康支援を行います。保健師が出会う人々の健康問題は生活と密着した関連があるので、それを生活の営みの中で解決できるよう支援します。したがって、問題を自覚して支援を求める人々だけではなく、むしろ不健康な状態であることに気づかない、自ら声を上げて助けを求められない状態に対して、積極的に関わります。人々の健康は、その地域の風土、慣習、価値観、経済、社会システムなどの生活条件に密接に関わっています。ですから、個人や家族の健康状態を理解しようとするだけではなく、その地域がどのような特徴を持つのかを理解し、その特性に応じた働きかけの方法を見出そうとします。

図表1　保健師が行う健康支援

	対　象	方　法
①	個人や家族	面談や家庭訪問
②	同種の健康問題をかかえる人たち	健康教育、グループづくり支援
③	地域全体	健康を守るしくみやケアシステムの構築

地域「で」看護する　と　地域「を」看護する

前述した個別支援に関して、保健師による家庭訪問支援は、訪問看護ステーションなどから看護師がやって来て行う訪問看護と、どのようにちがうのでしょうか。訪問看護では介護保険や健康保険などの枠組みで、医師の指示に基づき、必要な医療的ケアのために定期的に訪問して看護が提供されます。一方保健師が行う家庭訪問支援では、本人や家族からの相談や地域の人たちからの情報などのさまざまなきっかけから、支援が必要だと思われた家庭へ、健康や生活、子育てや介護などを切り口に支援が始まります。保健師による家庭訪問支援は、母子保健法や感染症法、精神保健福祉法などの健康を守るための法律に規定されています。公務員として公的な看護を行う行政保健師の仕事は、法律に根拠をおく場合が多いのです。

また、訪問して支援を行う、いわゆる家庭訪問による支援は、保健師が行うさまざまな働きかけのうちの1つにすぎません。先にも述べたように、保健師は個人や家族への支援のほかに、共通する課題のある人々への健康教育や自主グループを育てる支援、地域の中に健康に役立つしくみをつくる活動などを行います。これらの活動は、さまざまな職種や関係機関と協力して行います。

働きかけの際には「地域」、特に人々の生活の営みがある場であるコミュニティに焦点を当てます。そして、個人や家族に応じた支援を行うとともにその支援が他の家族にも届くような、人々の健康を守る体制・しくみづくりを行います。こういった点から「地域を看護する」と表現できます。訪問看護のように、地域の中で看護が行われるという「地域で看護する」との区別が理解いただけるでしょうか。

地域母子保健活動にみる保健師の健康支援

現在、市町村保健師の仕事のうち7割を占めるのが子育て中の家族の保健活動であり、それを例に保健師の健康支援を具体的に見ていきましょう。

妊娠すると、市町村で母子健康手帳[※2]が発行され、赤ちゃんとお母さんの健康支援が始まります。妊娠に対する気持ちや困ったことはないか、赤ちゃんと一緒の生活への準備ができそうかなど、その人の状況に合わせて相談に応じます。赤ちゃんが生まれると約1週間で退院です。保健師は家庭に訪問し、赤ちゃんの成長・発達の状態を確認し、家族の健康状態や困りごとを理解し、家族の新しい生活を支援します。

また、乳幼児健康診査といって、多くの自治体では、子どもが3～4カ月、1歳半、3歳のころに健康診査が行われます。健康診査では医師や栄養士などのほかの職種とともに子どもの成長発達の状況を確認し、子育てにおいて親が困りごとや孤独感をかかえていないかなど、育児の環境や親の気持ちにも配慮して家族を支援します。健康診査で何か成長発達に心配なことが見つかれば、「ことばの

※2 母子健康手帳
母子健康手帳は、母子保健法の規定により、妊娠を届けた人に市区町村が交付するもので、妊娠経過や赤ちゃんの成長、健診や予防接種の記録などをまとめるもの。約10年ごとに内容の改正がなされている。2023年改正では「母子」を「親子」とするなどの改称案も出されたが、併記で対応するなど自治体の判断に任せることになり、名称は存続している。

教室」や「あそびの教室」などに招待して、子どもの成長発達を見守ります。さらに必要に応じて医療機関の受診や発達支援センターなどで相談できるように案内します。

このような訪問支援や健康診査、その後のフォローは、母子保健法という法律に定められています。子育て家庭の中には、明らかな病気や障害はなくても、育てづらさに悩んだり、身近に相談できる人がいなかったり、夫婦間の関係がおだやかでなかったり、子どもへの不適切な養育や虐待《ぎゃくたい》の危険があったりと、さまざまな悩みや困難をかかえている場合が少なくありません。保健師は子どもや親が発するサインに敏感になりながらも、親のがんばりを応援する立場で子育て支援を行います。

保健師をめざしてみませんか?

保健師の仕事は時代が求める健康施策の影響を受けます（図表2）。昭和20〜30年代はおもに結核対策が仕事の多くを占めていましたが、昭和50年代、国が「ねたきり老人」対策に力を入れるようになると、成人・高齢者への支援に多くの時間を割くようになりました。そして今、少子化の中、こども家庭庁の発足にもみられるように、子育て支援や子ども虐待予防対策が重要事項となっています。すこやかに子どもが成長、発達できる社会のために、保健師は看護職者という立場から力を尽くしています。

図表2　保健師が取り組む健康課題の概要と時代的推移

昭和20年代	結核・伝染病対策、妊産婦・乳幼児の保健指導
昭和30年代	心身障害者支援
昭和40年代	ねたきり老人対策
昭和50年代	健康づくり
昭和60年代	がん・認知症対策
平成期	災害・自殺・過労対策
現　在	子育て支援、虐待予防対策

保健師の仕事の魅力は「人々の暮らしの息づかいを感じ、そこから学び、いっしょによりよい方策を考えられること」ではないかと考えます。人々の暮らし方と健康のあり方には正解はなく、自分とは異なる考え方や暮らし方に触れると驚きやとまどいも生まれます。自分の価値観をいったん横において、ここまでの生き方を教えてもらい、相手の立場を想像してみると、一見理解しづらいと思っていた言動の中に、その人にとっての一貫性や意味が浮かび上がるかもしれません。そのうえで、健康や生活がより豊かになる方法を一緒に考え出せるかもしれません。保健師という仕事は、さまざまな生き方や考え方に触れて人々の愛おしさに出会える仕事だと感じています。

助産師の世界へようこそ

医学部附属西部医療センター　助産師　山川 美奈子

みなさんは助産師にどんなイメージをお持ちですか。漫画『コウノドリ』やそのテレビドラマを通じて助産師という職業を知った方も多いでしょう。看護師とは何がちがうのか、助産師についてご存じないこともたくさんあると思います。そこで、とても奥が深い「助産師の世界」についてお伝えしていきます。

看護師と助産師のちがいって何？

看護師と助産師は何がちがうのでしょうか。「保健師助産師看護師法」によると、第5条に「看護師とは、厚生労働大臣の免許を受けて、傷病者若しくはじょく婦[※1]に対する療養上の世話又は診療の補助を行うことを業とする者をいう」とあります。看護師は医療機関や介護施設などで、医療処置や診療が必要な患者さんのケアに当たっています。看護師のケアの対象は老若男女の患者さんです。近年は男性看護師も増えています。

※1　**じょく婦**
出産の後から体が正常に回復するまでの状態にある女性。

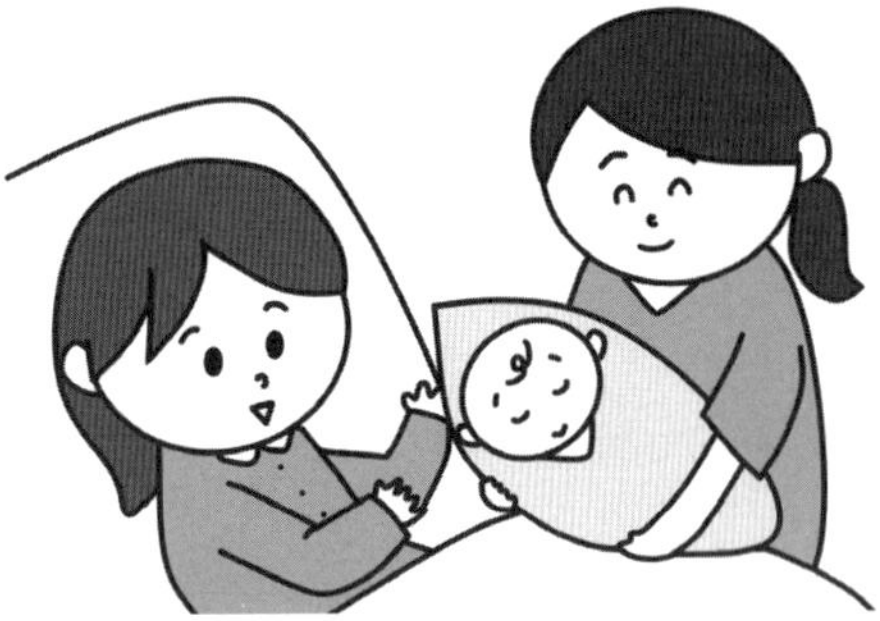

一方、第3条に「助産師とは、厚生労働大臣の免許を受けて、助産又は妊婦、じょく婦若しくは新生児の保健指導を行うことを業とする女子をいう」とあります。つまり助産師のおもな仕事は「助産」＝お母さんをサポートし出産がスムーズにいくように助けることです。妊娠中の妊婦さんに保健指導を行い、産後はお母さんと赤ちゃんのお世話や指導を行います。助産師がケアする対象はおもにお母さんと赤ちゃんです。昔は「産婆さん」と呼ばれ、助産師となった今でも女性しかなれません。

また、助産師は助産院を開業できます。出産の立ち合いを行わない助産院もあり、産後の乳房管理や育児指導を行っているところもあります。助産師が関わるのはおもに妊娠から出産ですが、女性のすべてのライフステージへの対応が可能です。小中学校へ出向き性教育について講演したり、中高年女性へ生活指導を行ったりとさまざまな活動を行っています。

すばらしき出産

それではおもな仕事である出産の場面について説明します。

出産は一人一人まったくちがいます。同じお母さんでも、1人目と2人目でまったくちがう場合があります。とても早く進む人もいれば、ゆっくりゆっくりと進む人もいます。陣痛[※2]の開始から子宮口全開大[※3]までを分べん第1期（図表1）といいます。出産の始まり方も陣痛で始まる場合、破水[※4]で始まる場合、出血な

※2 **陣痛**
規則的に子宮が収縮する痛み。

※3 **子宮口全開大**
子宮口が最大限に開いた状態。

※4 **破水**
赤ちゃんを包んでいる膜が破れて、中の羊水が出ること。

図表1　分べん第1期

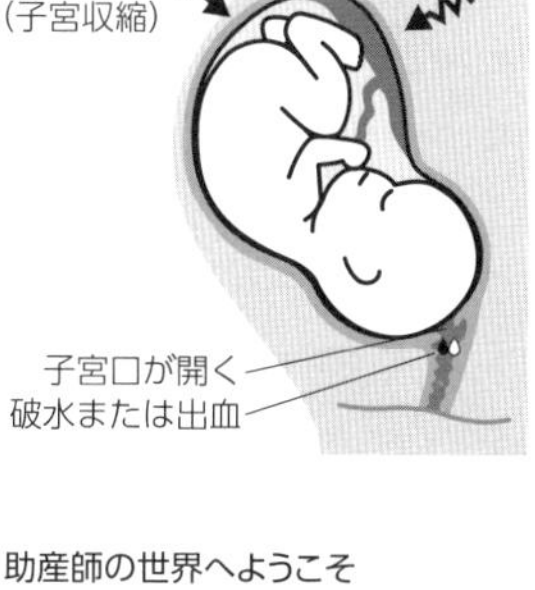

分べん第2期＝子宮口が完全に開いてから赤ちゃん誕生まで
分べん第3期＝赤ちゃん誕生から胎盤が出るまで

ど人それぞれです。

陣痛が始まると、お母さんとなる産婦さんから病院に連絡が入ります。助産師は何回目の出産か、陣痛の間隔や病院までの時間など、いろいろと質問しながらカルテを確認し、お母さんの声の様子も確認しています。これらを総合的に判断して、すぐに病院に来てもらわなければならないか、もう少し家で様子を見てもらおうか、などと判断します。お母さんは痛みで不安が強くなっているので、安心してもらうため電話での対応は特に丁寧に行います。

陣痛が強くなってきたら入院です。入院後痛みはどんどん強くなっていきます。お母さんにとって精神的にも肉体的にもつらい時です。出産は長い人では2日間ほどになる場合もあります。陣痛の痛みでお母さんは全身に力が入ってしまったり、涙が出てしまったり、大きな声で叫んでしまったり、「もういやだ」「もう帝王切開[※5]にしてください」と言われる場合もあります。助産師は産婦さんの声に耳を傾けながら「痛いですね」「よくがんばっていますよ」「赤ちゃんといっしょにがんばりましょう」など声をかけ続けます。同時に痛みが少しでも楽になるように腰をマッサージしたり、腰を温めたり、痛みがやわらぐツボを押したりしています。

出産がスムーズに進むためには不安な気持ちを取り除き、十分にリラックスすることがとても大事です。助産師は英語で「Midwife」といい、その語源は「Mid」＝共にいる＋「Wife」＝女性からきているといわれています。その名の通り、ずっと寄りそいはげまし、ケアを行います。陣痛が少し弱いかな、と判断した場合は

※5　帝王切開
自然なお産ではなく、お腹と子宮を切って赤ちゃんを取り出す手術。

いっしょに歩いたりスクワットをしてみたり、血液の循環をよくするために足湯を行ったりもします。

助産師はお母さんのケアを行いながら赤ちゃんの心音を絶えず確認しています。心音の波形で赤ちゃんの状態を把握でき、その状態ごとに経過観察、医師への報告、手術など出産を急ぐための準備・実行、新生児蘇生《そせい》の準備など、助産師の取るべき行動が決まっています。助産師はお母さんだけでなく赤ちゃんの状態にも目を向けています。

いざ出産！

子宮口が全部開くといざ出産の時です。助産師はお母さんの陣痛に合わせて呼吸と努責《どせき》※6を誘導します。この時の陣痛は1〜2分おきに来ていて、お母さんが自然に力を入れたくなったタイミングで、助産師は声をかけていきます。すると赤ちゃんはお母さんの陣痛と努責で少しずつ下がってきてくれます。助産師はお母さんと赤ちゃんに負担がかからないように出産の介助を行います。

赤ちゃんが生まれてうぶ声が聞こえると、お母さんは苦しい表情から解き放たれてとてもやわらかな表情で赤ちゃんをむかえます。赤ちゃんのお父さんが出産に立ち会うことも多く、新しい家族の始まりの場でもあります（図表2）。

私たち助産師はたくさんの出産の場に立ち会いますが、赤ちゃんのうぶ声を聞くたびに生命の誕生に感動し、安心することができます。命の誕生はどれも奇跡

※6 努責
いきむこと。腹部に力をこめること。

図表2　出産立ち会い

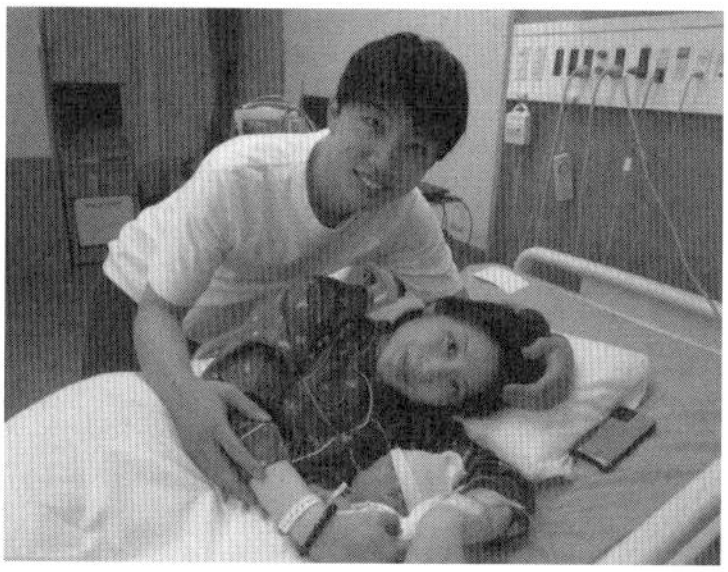

です。女性にとって人生の一大イベントともいえる出産の場に立ち会えることは、助産師という職業の特権です。

こんなスタイルで産めるの?

フリースタイル分べんを知っていますか。テレビなどで見る出産は、分べん台の上で足を固定された上向き姿勢のものが多いと思います。

西部医療センターではお母さんが横向きや四つんばい、座ってなど、好きな姿勢で出産するフリースタイル分べんを取り入れています。妊娠中の保健指導時にフリースタイル分べんについて説明すると、「え?そんな姿勢で産めるんですか?」と驚くお母さんもたくさんいます。いざ出産の時にも「どんな姿勢で産みたいですか?」と確認します。フリースタイル分べんはお母さんが楽な姿勢で出産でき、赤ちゃんやお母さんにかかる負担が少ないといわれています。助産師はお母さんが希望する姿勢での出産をサポートします。

入院中のサポート

出産が終わるとすぐに育児が始まります。助産師はお母さんの体調を見ながら育児支援を進めていきます。特に母乳に関する支援は助産師の得意分野です。西部医療センターは世界保健機関(WHO)・国連児童基金(ユニセフ)から「赤ちゃ[※7]

※7 赤ちゃんにやさしい病院
WHO・ユニセフから「母乳育児成功のための10カ条」を実践していると認められた施設のこと。

んにやさしい病院（Baby Friendly Hospital：ＢＦＨ）の認定を受け、その「母乳育児成功のための10カ条」にそって母乳育児支援を進めています（図表3）。

一口に「生まれたての赤ちゃんとお母さん」といっても、それぞれ状況や環境、個性がちがうため、その赤ちゃんとお母さんに合った授乳や育児の方法をお母さんといっしょに探していきます。なかなかうまく行かない時、「こんな方法もありますよ」とお母さんに提案し、お母さんができる方法を見つけてもらうようにしています。

出産後数日は出産の疲れが残り、夜も2～3時間おきの授乳で寝不足が続く中、育児をがんばっているお母さんは本当にすごいなと思います。その中で育児技術を少しずつ獲得し「こうやればいいんですね」とお母さんがお母さんなりのやり方を見つけて笑顔になった時、「赤ちゃんがかわいい」「ずっと見ていてもあきない」と話してくれた時など、助産師冥利《みょうり》につきてうれしくなります。

退院後も2週間健診（退院約1週間後に赤ちゃんの体重やお母さんの体調のチェックを行う）や1カ月健診を行います（図表4）。体重が増えているか心配、なかなか寝てくれないなどお母さんの悩みはいろいろで、その悩みはお母さんにとってすべて重大です。私たち助産師はどんな相談が来てもお母さんが安心して育児ができるように答えを準備しています。

図表3　母乳育児支援

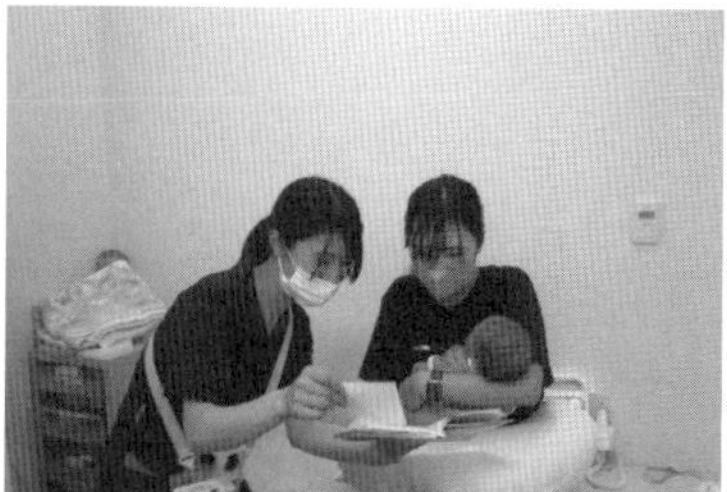

図表4　2週間健診（体重測定）

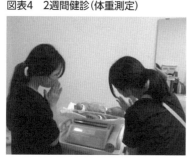

妊婦さんもサポートしています

妊婦さんは10カ月もの時間をかけ出産・育児に向けて心と体の準備をしていきます。私たち助産師は妊娠中も全面的にそのサポートをします。

西部医療センターでは助産外来・院内助産を行っています。正常な経過の妊婦さんを対象に助産師が妊婦健診を行います（図表5）。同じ助産師が妊婦健診を継続して担当して、体が冷えていないかな、食事はとれているかな、など会話を通じて妊婦さんの心と体の状態を把握してどんな指導が必要かを判断しています。助産師は正常な経過をたどれるように支援し、まずは医療ではなく助産師の力で解決できることをお伝えしています。私たちがお伝えしたことで妊婦さんの体の状態が変化したり笑顔になってくれたりすると、助産師としてのやりがいを感じます。

いろいろな出産がある

すべてのお産が明るく喜びに満ちあふれているわけではありません。西部医療センターは地域周産期母子医療センターとして、地域のクリニックからハイリスク妊産婦を受け入れています。お母さんや赤ちゃんにリスクがあり当院に救急搬送され、そのまま緊急の帝王切開で早産（妊娠22～36週で出産）となる場合や、

図表5　助産師外来（超音波検査）

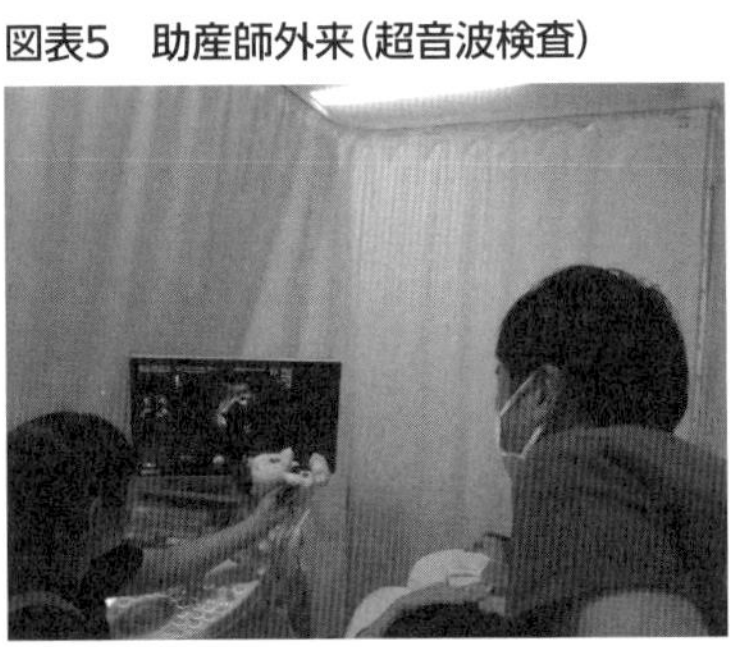

残念ながら死産となる場合もあります。赤ちゃんがＮＩＣＵ（新生児集中治療室）に入院した場合、お母さんは赤ちゃんとはなればなれになってしまいますが、助産師がお母さんの話を聞きながら※8搾乳《さくにゅう》のお手伝いをするなど、どんな状況であっても寄りそい、お母さんの心と体のフォローを行います。

※8 **搾乳**
母乳をしぼること。

チーム医療

助産師は正常な経過の出産を取りあつかうことができますが、それ以外は医師を中心としたチームで対応しています。お母さんと赤ちゃんの一番近くでケアを行っている助産師が、その異常を早期に発見し医師に伝えて適切な対応をしていくことが必要です。そのため西部医療センターではすべての出産において、医師と助産師が定期的に集まって分べん中のお母さんの情報を共有し、今後の方向性をいっしょに考えるカンファレンス（会議）を行っています。

また、お母さんの妊娠・出産・育児がスムーズにいくように、他職種のスタッフが連携してフォローをしています。産婦人科医師はもちろん、小児科医師やＮＩＣＵスタッフと話し合いの場を持ち、お母さんと赤ちゃんにとってよりよい出産となるように今後の方針を考えていきます。それ以外にも妊娠前から飲んでいるお薬についてお母さんが不安を感じている場合は薬剤師、妊娠中から退院後まで地域でのフォローをしてくれる保健師、社会的な心配がある場合はケースワーカーなど、たくさんのスタッフがお母さんを守っています。

助産師の役割

助産師の世界を少しでも近くに感じていただけたでしょうか。助産師のイメージは変わったでしょうか。

妊娠中から産後までのいかなる時も、主役はお母さんとその家族です。助産師は、その時を裏方として支え、命が生まれ育ちゆくサポートをする、とても大切な役割を果たしています。お母さんと家族の明るい未来に向かって、誇りを持って今後も支え続けていきたいと思います。

コラム
Column
1

コロナ禍の保健師の活躍

名古屋市健康福祉局健康部健康増進課　課長　岡本 理恵

2023（令和５）年５月に５類に移行し、3年半におよんだ新型コロナウイルス感染症対応は、ようやく区切りをむかえました。20年2月に本市初の陽性患者確認以来、名古屋市の保健師は情報が錯そうする中、保健センター保健師が中心となり担当部局を越え一丸となって感染症対応に当たってきました。初期段階から総力戦で積極的疫学調査や健康観察などにスムーズに対応できたのは、名古屋市の保健師が従前より地域担当としてすべての住民を対象に活動しており、その中で結核などの感染症対応も経験していることが大きかったと、改めて名古屋市の保健師活動を誇りに思います。

徐々にウイルスの特性や感染症の特徴が明らかになり、対応方針も刻々と変化していく中、次の波に備え応援体制の整備や業務の切り分けなどを行い、保健師としてできる限りていねいに地域住民に寄りそう活動を心がけてきました。健康観察のための電話連絡に、患者さん自身の体調もすぐれない中、逆に労いの言葉をかけていただき、励まされたこともありました。多くの命と向き合う過酷な状況の中で、保健師自身も心身ともに疲弊しつつも走り続けられたのは、地域住民からの保健師への信頼に支えられた点も大きかったと思います。

今回の一連の活動の中で、住民一人一人が自分の健康に関心を持ち、自ら健康づくりに取り組める地域を作っていくことが、感染症対策に限らず災害対策、ひいては健康寿命をのばすことにもつながっていくと再認識しました。今後ますます保健師は地域住民とともに「健康なまちづくり」を推進していくことが大切です。何より、私たち保健師の元気の源は地域で出会う住民や関係機関の仲間であると思うので。

今回の感染症対応で得た知識や経験を生かした保健師活動を推進していくとともに、次代にしっかりと継承していきたいと思います。

小児看護師 ～病気を持つ子どもの成長と発達を支える

看護学研究科成育保健看護学　教授　山邉　素子

小児科病棟に入院している子どもたちの看護について、具体的に、私の経験を交えてお話しします。

小児看護師の仕事の内容は？ 理想の看護師は宇宙人？

小児看護師は、治療や検査のために入院している子どもたち（図表1）の診察、検査、治療の介助を行います。子どもたちに安全、安楽、安心を感じてもらえるように支援します。

小児看護師の理想は宇宙人です、と言ったらみなさんは「えっどうして？」と思いますよね。その心は、子どもにこの人は何者、えっ？おもしろい、不思議、見ていてあきない、などと感じてもらっている間に診察や検査の介助を行えるからです。私にはそうした才能があったようで、激しく泣いていた子どもが私を見るとピタっと泣き止み、今でいう「ガン見」をされました。泣くことよりも、私

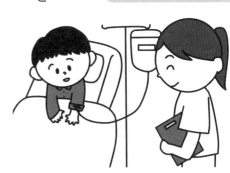

図表1　感染対策のために、入院している子どもの多くはマスクをしています

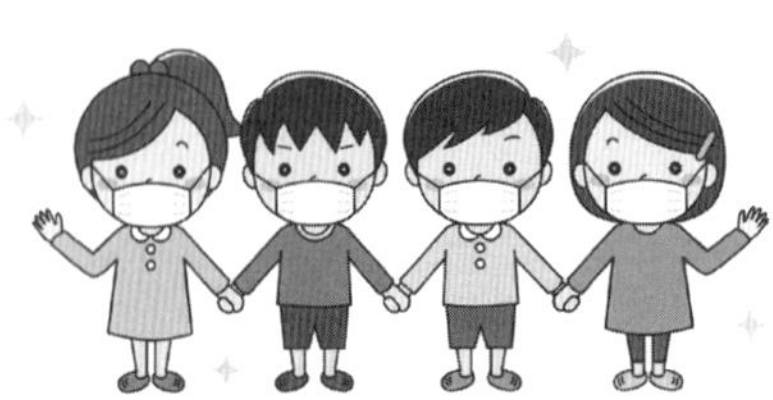

を見ているほうがおもしろいようでした。

子どもは泣くと体温が上昇し、呼吸数、脈拍数も増加します。そうなると子どもの状態を正確に評価できないだけでなく、子どもの体力を消耗させてしまいます。小児看護師には子どもを泣かせない技術が求められます。そして、子どもたちの日常生活の援助を行います。食事介助や、体の清潔を保つための口腔ケア、全身清拭《せいしき》[※1]や洗髪などのお手伝いです。まだ自立できていない子どもの看護には、親代わりや保育士的な役割も加わります。

その日、私は洗髪係で子どもたちに声をかけていました。「洗髪はいらんかねぇ」すると、白血病で入院していた10歳の少年が、落ちこんでいました。朝の採血の結果が思わしくなかったようです。抗がん剤の治療後で、白血球も減少し髪の毛もすべて抜け落ちていました。私は、気分が少しでも晴れたらいいなぁという想いで「洗髪しない？」と声をかけました。少年は頭をかいて「髪の毛が1本もないのに洗髪するの？」と言うので、「すてきな髪の毛が生えてくるためにも、きれいにしなきゃね、おまじないをかけながら」と返事をすると、彼は照れた表情で、「お願いします」と応じてくれました。少年の好きな香りのシャンプーとトリートメントを選んでもらい洗髪すると、「気持ちいいよ、気持ちいい」と喜んでくれました。「髪の毛、本当に生えるの？」と聞かれたので「必ず生えます、大丈夫！」と答えると、笑顔を見せ、顔色も少しピンク色になりました。タオルでふいた後、熱くないようにドライヤーもすると、彼は泣き始めてしまいました。そして彼の涙の意味がわからずうろたえる私に「うれしかっ

※1 全身清拭
重症な子どもは入浴できない場合が多いので、かわりに温かいタオルで全身をふく。

た、髪の毛がなくなってから洗髪しようって、看護師さんから言われなくなって。さびしかったんだ、すごく…」と話してくれました。付きそっていた母親も彼と一緒に泣いていました。私も感激して少しだけもらい泣きをして、「また遊びに来ます。いつでも声をかけるからね」という言葉とともに、笑顔で退室しました。

小児看護は難しいと感じることもありますが、このような経験をくり返して、人間として、そして看護師としても成長させてもらえたと思います。

小児看護師になって楽しかったことは？

入院している子どもたちに季節や社会とのつながりを感じてもらうため、病院でもおりおりに行事をします。春はお花見です。花見の直前には、子どもたちの健康状態を観察します。体温、呼吸数、脈拍数、血圧を測定して問題がなかったら主治医（担当している医師）に報告し、花見への参加の許可を得ます。中には興奮して発熱する子もいますが、できるだけ多くの子どもたちと保護者が参加できるように支援します。

病棟から300mほど離れた構内道路の両脇には桜が100本ほどあり、かれんなピンクの花で満開になります。保護者の方々や医師、看護師らが子どもたちと手をつないだり、並んで話しながら桜並木をゆっくりと歩きました。桜吹雪の中の散歩は素敵です。歩くことがつらい子どもの場合には、車椅子やストレッ※2

※2 **ストレッチャー**
移動用の小さなベッド。

チャーで大名行列のように中庭の公園まで行進しました。写真やビデオ係の医師、看護師、保護者の方々もプロ並みの装備での撮影でした。みんなで並んだり、同じポーズを取ったり、そして輪になって弁当を一緒に食べました（図表2）。

　行事の準備は大変ですが、病室とはまったくちがう子どもたちの笑顔とはずんだ会話が聞けると、医師も看護師も苦労はすぐに忘れて、次はどこに行こうかと計画を立てていました。

　5月の子どもの日は動物園に出かけました。ただし、入院している子どもは参加できない場合が多く、「行きたい！」「どうして行っちゃいけないの？」との声への対応に困ることもありました。6月は梅雨時なので病棟のプレイルーム（子どもたちの遊び部屋）でゲームやカラオケ大会を、7月は七夕会です（図表3）。1時間で子どもたちの歌や演奏、実習中の看護学生の劇、クイズ大会、最後は医師と看護師の合同の劇をします。これは毎年、新人の医師と看護師が台本、衣装、演出までを行う本格的な劇でした。私の1年目はバイキンマン役で、台本にはなかったのですが、子どもたちにぼこぼこにやっつけられ、当然「バイバイキーン」というセリフで退散しました。2年目もなぜか私は悪役で出演。悪役プロレスラー、悪代官など普通では味わえない経験ができました。9月から10月にかけてのお月見会は、子どもたちと一緒に給食の団子を食べました。

　そして12月のクリスマス会。医師・看護師らの募金で、入院中の子ども一人一人におもちゃや文房具をプレゼントしました（図表4）。子どもたちに欲しいものを聞きまくり、時間をみつけて医師らと買いに行きました。好評だった7月

図表2　楽しかったお花見

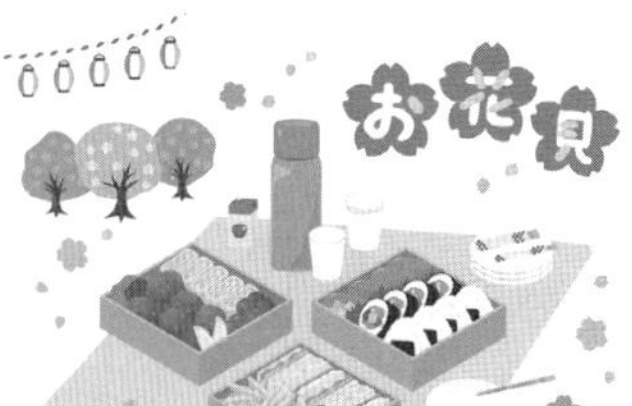

子どもたちも覚えているでしょうか?

図表3　七夕会

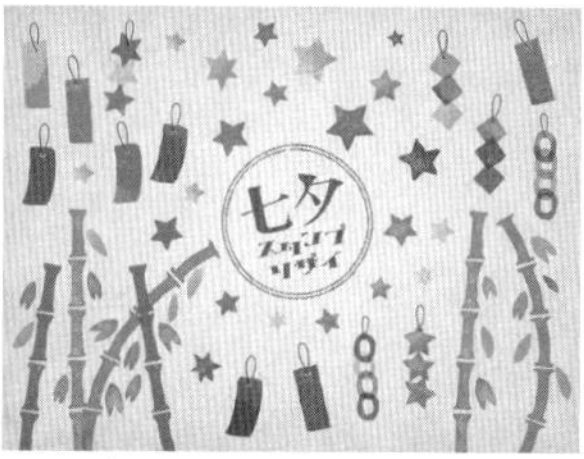

たんざくには「早くよくなりますように」と書かれていました

のアンパンマン劇も、さらにグレードアップした演出で上演しました。大勢の子どもたち、保護者の方々、医師、看護師らが期待する中で、私はバイキンマンとしての使命をとげました。２年目の冬の出演はないだろうと考えていましたが、「現代版はなさかじいさん」で、役は当然意地悪なおじいさんを演じ、ここでもぼこぼこにされました。絶対３年目はさすがにないよね、いいえ、「現代版さるかに合戦」で、さる役です（図表５）。30歳前の女性がサルの着ぐるみで登場、かにさん親子に意地悪をした後に、紙で作ったボールを観客から思い切り投げつけられました。中には本物のテニスボールが数個あって痛かったことを覚えています。

私が４年間の小児科病棟勤務を辞職する３月の終わりに、「お別れの会」が開かれました。ありがたいことです。子どもたちと保護者の方々から笑顔で「結婚できないかもしれないから、ここで結婚式を開いてあげるね」と言われました。当日私は、びしっとしたタキシードを着せられ髪は整髪料ばっちりの七三分け、隣にはウエディングドレス姿できれいに？お化粧をした病棟医長（病棟で一番責任のある役職の男性医師）がいました。病棟の長い廊下にしかれたレッドカーペットを、二人手を組んで、にこやかに歩きました。花のシャワーを浴び、子どもたちと保護者の方々との記念撮影を行いました。今思えば「結婚式」を経験できて本当によかったです。

図表4　楽しかったクリスマス会

図表5　「現代版 はなさかじいさん」と「現代版 さるかに合戦」

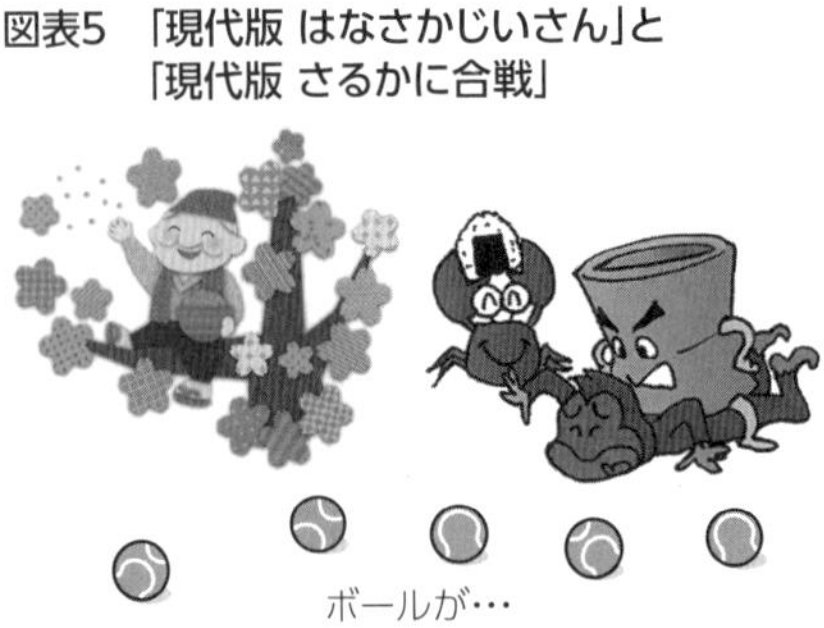

小児看護師になってつらかったことは?

回復して退院した子どもの病気が再発して、再入院してくる時です。そして、大変な治療を受け続け、最後まで生きる希望を失わずに懸命に毎日を過ごしていた子どもが、死をむかえる時です。

看護師3年目の冬でした。9歳で白血病と診断され入退院をくり返していた、14歳の少年がいました。余命数日と母親だけに宣告が行われていました。夜中の勤務で彼の部屋を訪室すると、薄暗いベッドの上にひざをかかえて座っていました。私は驚いて「どうかしたのかな?」と静かに話しかけました。すると彼は一筋の涙を流し、「死ぬのがこわい。どうしたらいいの?」と言います。私は、とっさに少年をだきしめました。「私も、いつか死ぬよ。いつ死ぬのかは誰にも、わからないの。人間は生まれた時から死に向かって生きている、と思うよ」と答えるのが精一杯でした。そして「今夜は、できる限り君のそばにいるよ。一人じゃないからね」と言い、もう一人の看護師さんと仕事の段取りを行うことと、ほかの子どもたちの観察もあることを説明し、それが終わったらすぐにもどると約束しました。再び訪室した時、彼はそのまま私を待っていました。私は靴を脱ぎベッドに上がると、赤ちゃんをだきしめるように彼をハグしました。特に会話はありませんでした。しばらくすると彼は、うとうとし始めました。私は彼の人生を思い、看護する限界を感じながら今できることを誠心誠意するしかないと彼に寄りそっていました。朝日が射すころようやく彼は安心したような顔になり、勤務交代前になると、かぼそい声で静かに「ありがとう。仕事にもどって」と言ってくれました。なんとか夜勤を終えて彼の部屋に行くと、穏やかな顔で眠っていたので、安堵して自宅にもどり、翌日出勤すると、彼の名前は病室にありませんでした。その日の昼過ぎ、眠るように息を引き取ったそうです。師長さんから「お母さんは本当に感謝していますって。最後の夜にあなたが担当の看護師でよかったって」と告げられました。おそらく彼は母親に甘えたかったのだと思います。しかし連日徹夜で付きそっている母親の心労を考えて、私に少しだけ本音を話してくれたのだと思うのです。私の看護人生は小児看護師から始まったのだと感じています。

小児看護師に求められることとは?

私が先輩方から約束させられたことは、2点です。子どもたちには絶対にうそをつかないことと、約束は必ず守ることでした。これは今でも行っていますし、学生にも伝えています。そして、子どもと向き合う際は一人の人間として、対等に接しています。子どもは自分らしく、ありのままの正直な気持ちで自分たちに接することを望んでいると考えます。

子どもは日本の未来、国の宝！　―それは学生の君たちも

子どもの成長発達をうながし、健康を維持・増進するために、小児看護師は昼夜を問わず働いています。そしてこれからも、子どもの笑顔があふれる日本となるように、小児看護師を養成していきます。それが私たちの使命ですから（図表6）。

名古屋市立大学看護学部で、みなさんとお会いできるのを楽しみにしています。

図表6　心をこめて看護を届けます

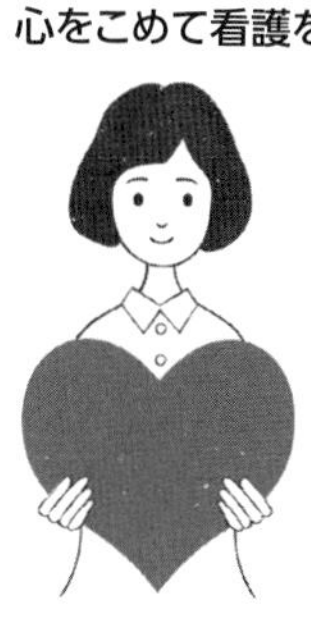

慢性疾患とともに生きる人々を支える

看護学研究科慢性看護学　教授　安東 由佳子

健康のためには、適度な運動、適切な食生活、質のよい睡眠、禁煙、節酒がよいとわかっていても「言うは易《やす》く行うは難《かた》し」です。やせるために運動を始めて3日でやめたというような経験は、どなたにでもあるでしょう。この「行うは難し」への支援は、看護師の重要な仕事です。生活習慣病を中心に、看護師がどのように患者さんの「行うは難し」を支援しているかをお話しします。

軽んじてはいけない生活習慣病

生活習慣病に、どのようなイメージを持っていますか。生活習慣病とは、その言葉通り、病気の発症や進行に生活習慣[※1]が大きく関わっている疾患のことです。具体的には、糖尿病、慢性腎臓病、がん（肺がんや大腸がんなど）、心疾患（心筋梗塞《こうそく》など）、脳血管疾患（脳梗塞など）、高血圧症、脂質異常症などが挙げられます。

※1 **生活習慣**
食習慣、運動習慣、休養、喫煙、飲酒など。

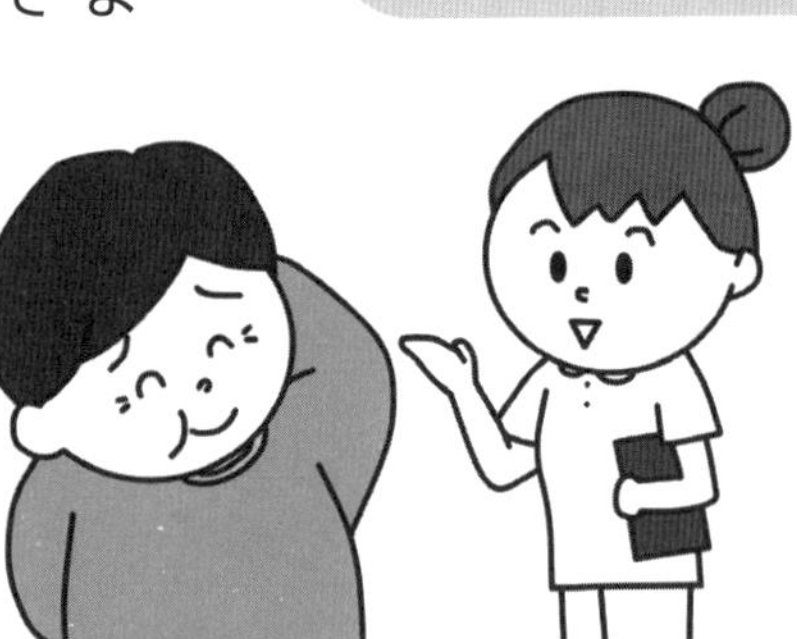

生活習慣病が注目され始めたのは、戦後です。結核による死亡者数が減少し、1958年には、生活習慣に由来する脳血管疾患、悪性新生物（がん）、心疾患が死因の3位までを占めるようになりました。この死因構造の変化には、戦後、物質的に国民生活が豊かになったことや食生活の欧米化が影響しているといわれています。当初は「成人病」と呼ばれていましたが、成人期の人だけがかかる病気という誤解が生じやすいこと、生活習慣の改善によって病気の発症を予防したり、進行を遅らせたりできることが明らかになったことから、1996年より「生活習慣病」に変わりました。名称変更の背景には、時代の流れとともに、病気になってから治療するという考え方だけなく、[※2]次予防を強化していこうという考え方が大きくなったことも挙げられます。今では、一般の人々にも「生活習慣病」という言葉がすっかり定着しました。

生活習慣病は、初期には症状があまり現れないことが多く、この点がクセモノです。現代人は毎日忙しいので、生活習慣病といわれたり、血液検査で数値の異常を指摘されたりしても、「痛い」「かゆい」「はれる」などの自覚症状がない場合、つい放ってしまいがちになります。しかし、生活習慣病のこわいところは、初期には症状がなくても、やがて、重症化したり、悪性新生物（がん）、心筋梗塞や脳梗塞などの深刻な病気につながったりしてしまうことです。戦後、悪性新生物（がん）、心疾患、脳血管疾患は、常に日本人の死因順位の上位を占め、わが国の死亡者数の約5割を生活習慣病が占めると報告されています（図表1）。また、脳血管疾患は、介護が必要となるおもな原因といわれています。これらのことから、

※2　一次予防
病気の発症を未然に防ぐこと。

図表1　死亡総数に占める各疾病の割合

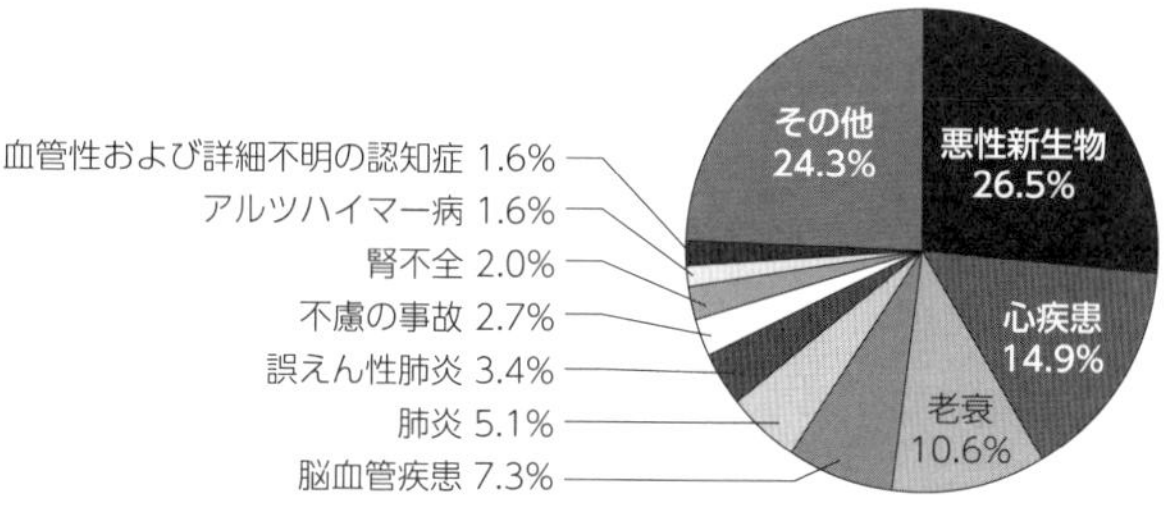

（2021（令和3）年厚生労働省人口動態統計より）

生活習慣病を軽んじてはいけないことを実感できると思います。

生活習慣病を予防するには

人の健康を考える時、生活習慣病への対策は欠かせません。生活習慣病については、すでにそれぞれの疾患が具体的にどのような生活習慣と強く関連するかが明らかになっています。高血圧と食習慣（特に塩分）、がん（肺がんなど）と喫煙、糖尿病と食習慣や運動習慣との関連はよく知られています。それぞれの疾患に関連の深い生活習慣を整えることが、生活習慣病の発症を予防し、重症化を予防することにつながるといえます。つまり、不適切な生活習慣や行動を適切なものに変更し、さらに、それを継続することが重要となります。これを専門用語では「行動変容」と呼んでいます。

若い方は、生活習慣病の話など、自分にはあまり関係ないと思うかもしれません。若い間は、身体機能に余力があり、暴飲暴食などの不適切な生活習慣がすぐに病気となって現れることは少ないです。しかし、長年の不適切な生活習慣は、いずれ生活習慣病の発症につながり、深刻な状態を引き起こします。勿論、病気の発症には遺伝的要因や外部環境要因などさまざまな要因が複雑にからみ合っているので、生活習慣さえ適切にすればすべての病気を予防できるわけではありません。しかし、健康で長生きをしたいならば、若い時から適切な生活習慣を身につけ、深刻な病気にならないように予防していくことが重要です。

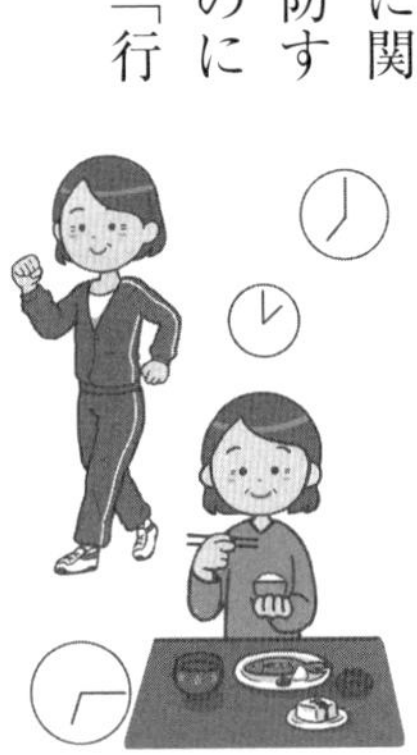

人の行動は簡単に変わらない！

適切な生活習慣や行動を身につける…まさしく「言うは易く行うは難し」です。看護師は、入院した患者さんから自宅での生活の様子をうかがい、看護支援に生かしていきます。たとえば、脳梗塞で入院した患者さんから、家では暴飲暴食、不摂生を長年続けていたというお話をうかがうと、看護師は患者さんに適切な生活習慣について説明します。多くの患者さんは説明された内容についてよく理解してくださり、退院されます。しかし、退院後、外来受診の際に自宅での様子を聞くと、元の生活習慣にもどってしまったという方が多く、このような時に、私たち医療者は「人の行動は簡単には変わらない」ということを痛感します。また、健診で血糖値の異常を指摘され、病院に行ったところ、医師に「糖尿病の境界型」「食べ過ぎないように注意して、運動をしましょう」と言われるといったケースがよくあります。食べ過ぎないようにして、日常生活の中に運動を取り入れることは、よほど意志が強くストイックな方でない限り、数日は実施できても、それを継続することは難しいものです。日常的なところでは、最近、太ったのでやせたいなと思うが、つい食べ過ぎてしまい、ダイエットが続かないという経験は多いのではないでしょうか。以前、「食べたい！でもやせたい！」というコマーシャルがありましたが、人の切実な思いをよく表していると思います。すべて「言うは易く行うは難し」の例です。

このような時、まずはじめに「知らないから、行動できないのだろう」と考えます。「糖尿病とは何か」「どのくらいの量を食べるのが適切か」「どの位の運動量が必要か」など、基本的なことを説明します。患者さんにわかりやすく、ていねいに説明していくと、病気の理解が進み、適切な行動に変わるのではないかと考えます。しかし、残念ながら、知識度と実行度との関連は弱く、なぜその行動が必要かという知識や具体的な方法を指導するだけでは、適切な行動にはつながらないことがわかっています。では、どうすると、人は適切な生活習慣を継続できるのでしょうか。

行動を変える支援の具体例

看護師は、保健師助産師看護師法によって、「傷病者若しくはじょく婦に対する療養上の世話又は診療の補助を行うことを業とする者である」と定められています。療養上の世話や診療の補助を行うにあたり、看護師は24時間患者さんの身近で関わる者として、その人の「生活」を大事にし、生活を支援します。その患者さんは普段自宅でどのような生活を送っているのか、どのような生活習慣を取り入れているのか、看護師はそういった生活に関する情報と、それを形づくる考え方や価値観に着目します。人の行動は簡単には変わりません。だからこそ、長年その人に染みついた不適切な行動を適切なものに変えるためには、医療の知識を持ちながら、その人の生活へ着眼する看護師の存在が重要なのです。

では、看護師はどのように患者さんの行動変容を支援しているのか、運動を継続することが難しい糖尿病の患者さんの場合を考えてみましょう。その人が、運動にまったく関心がない場合（無関心期）、まず運動への意識を高める支援が必要です。たとえば、歩数計の無料アプリを紹介して毎日どの位運動しているかを客観的に認識してもらうなど、患者さん自身が「これならできるかも」と思える、運動への意識を高める具体策を患者さんといっしょに考えます。「これならできるかも」と思える点はとても重要です。行動変容には成功体験を積み重ねることが大事といわれています。突然高い目標を立てるのではなく、少しがんばれば達成できそうな小目標（これならできるかも、という感覚）を設定し、段階を追って少しずつ目標を高くしていくことが大切です（図表2）。また、一方的に伝えるのではなく、具体策を「いっしょに考える」という点も重要です。一方、患者さんが関心期（6カ月以内に適切な行動に変えようと思っている）に該当する場合、適切な行動を変えたいという思いと同時に、慣れ親しんだ行動を変えることへの不安、行動を変えることに失敗するかもという恐怖など、さまざまな感情を持っており、そのような気持ちの負担をいかに減らすかがカギとなります。患者さんといっしょにこれまでの運動習慣をふり返り、小さなことでもよいので努力していること、できていることを評価しながら、不安や恐怖感を軽減していくことが看護支援になります。看護師は、患者さんがどのステージにいるかを見極め、ステージにあった働きかけを行いながら、適切な生活習慣や行動が身につくことを支援します。これらの支援は、人の行動が変わり、それが維持されるためには5

図表2　行動変容の支援例：ステップ・バイ・ステップ法

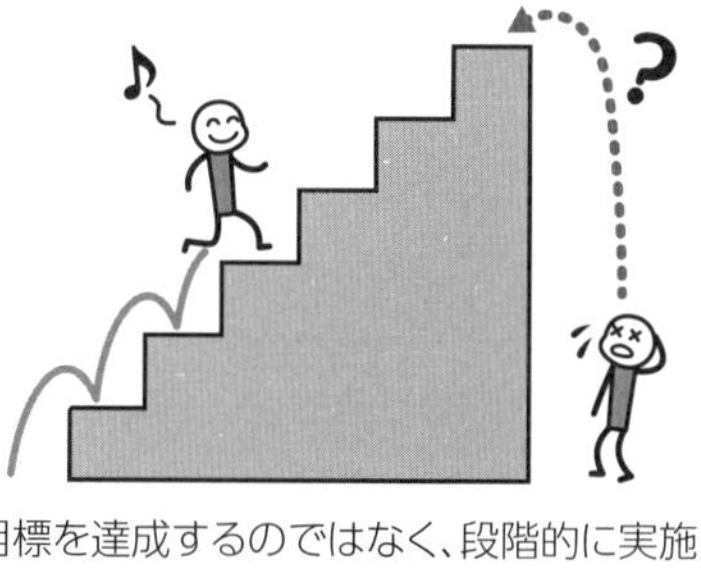

一度に高い目標を達成するのではなく、段階的に実施していく

つのステージ（図表3）を通るという考え方が根拠にあり、これを活用した看護支援です。このように、看護も治療と同様に、根拠に基づいた実践を目指しています。

看護師だからできること

長い間に身についた生活習慣や行動を変えることは、誰にとっても難しいことです。そのような中でも、患者さん自身から生活習慣をよい方向に変えることができたという話を聞くと、看護の力を実感でき、達成感を味わうことができます。

私たちは看護師だからこそできる地道な支援を積み重ね、多職種と協力して、慢性疾患（生活習慣病）とともに生きる人々を日々支えています。

図表3　行動変容:5つのステージモデル

①無関心期:行動を変えることに関心がない
②関心期:6カ月以内に行動を変えようと考えている
③準備期:1カ月以内に行動を変えようと考えている
④実行期:行動を変えて6カ月未満である
⑤維持期:行動を変えて6カ月以上続けている

コラム
Column
2

看護学生の1日 ～病院実習

名古屋市立大学看護学部　4年　中村 知沙

みなさんは看護学生に対して、どのようなイメージを持っていますか。

私は看護学生4年目ですが、「忙しそう」「実習が大変そう」とよく言われます。看護学生の病院実習の１日を紹介し、その実際をお伝えしたいと思います。

8：40　看護師の申し送りに参加 ／ 患者情報や業務連絡などを共有する「申し送り」に参加します。ほとんどの実習では、個々の学生が患者さんを１名受け持ち、その患者さんを通して学びます。そのため申し送りの際に、学生の行動目標や受け持った患者さんにどのような看護ケアを行いたいかを指導看護師に伝えます。

9：00～12：00　看護ケアの実施 ／ 計画してきた看護ケアを実際に行います。患者さんの体温や血圧を測る「バイタルサイン測定」や、体をふいたり着がえを手伝ったりする「清潔ケア」などを患者さんの体調や希望に合わせて実施します。

12：00～13：00　昼休憩 ／ 午前中のケアで病態や薬の副作用など、わからないことがあれば、この時間を活用して調べます。

13：00～15：30　看護ケアの実施 ／ 受け持ち患者さんの状態によって実習内容は異なりますが、たとえば、次のようなケアを行います。入院生活では、体を動かす機会が少ないため体力や筋力が低下します。それを予防し、少しでも早くもとの生活にもどれるように、患者さんの状態に合わせて病院内をいっしょに歩きます。また、患者さんが病気や治療方法を受け止め、どのように今後の療養生活を送ればよいかご自身で考えられるように、患者さんの入院生活に対する不安や病気に対する思いに耳をかたむけて、いっしょに考えます。

15：30～16：00　カンファレンス ／ 受け持ち患者さんに実施したケアや決められたテーマについて、実習グループのメンバーで意見交換を行います。自分にはない視点や考え方にふれることができるので、とても勉強になります。

16：00～　１日の記録 ／ その日に得た情報を整理し、自分が行った看護ケアについてのふり返りを記録します。記録の量によっては日付をまたぐことも…。

いかがでしたでしょうか。病院実習はやりがいや達成感を得られる貴重な機会ですが、その分大変なこともあります。身近に看護学生がいたら、ぜひ温かい声援を送ってあげて下さい。

生命の危機状態にある人を支える

看護学研究科　非常勤講師／岐阜ハートセンター　看護部長
中嶋　武広

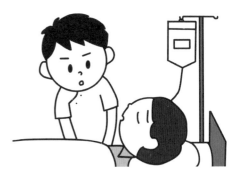

患者が生命の危機にある時、その治療を支える看護師の実際をご紹介します。循環器専門病院で看護部長をするかたわら、看護師を目指す高校生、看護系大学生、現役の看護師など、看護を志す方々に日ごろお伝えしていることの一部です。

患者、患者というけれど

「患者」は、はじめから患者ではありません。病気やケガによって、「しかたなく」入院生活をしているだけなのです。だれも好きこのんで入院している人はいません。病気やケガをする前までは、みな同じ生活者で、好きな人や守るべき家族、こだわりや信念も、それまでの人生の中で、積み上げた大切なものがあるのです。だからこそ、生死の場に関わる看護師は、そのことを忘れてはいけません。「患者」とひとまとめにして、業務を行ってはいけないのです。どんなに救急車がたくさん来ても、夜勤でたくさんの人を担当しても、そのことを心に置きながら看護する必要があるのです。

看護師の仕事は？

看護師の仕事は、保健師助産師看護師法に定められています。この法律において看護師は、「傷病者若しくはじょく婦に対する療養上の世話又は診療の補助を行うことを業とする者」とされています。看護師の仕事は大きく分けて、「療養上の世話」と「診療の補助」の２つの役割があります。私はこの２つを、次のように解釈し教育を行っています。

療養上の世話とは、単に体をふいたり、食事やトイレの介助など、日常生活を助けることではありません。病気をかかえたとしても、その人らしい生活を看《み》すえ支えることが仕事です。

また、診療の補助とは、単に医師のお手伝いではありません。医師やほかの医療従事者と協力し、命を護《まも》り回復にみちびくことであると伝えています。看護師は「命と暮らしを守る仕事」なのです。

診療の補助は、医師のお手伝いではない

それでは、看護師がどのような診療の補助を行っているか、肺炎を例にお話し

します。肺炎は、肺に菌やウイルスが侵入し、呼吸がうまくできなくなる病気です。医師は肺炎を疑うと、採血やレントゲン検査の指示を出します。検査結果から肺炎と診断した後に、抗生剤という菌とたたかう投薬を行います。

ここで、質問です。この場面で、みなさんから見た看護師の仕事は何でしょう。おそらく、血液の採取、レントゲン写真の撮影介助、抗生剤の投与ではないでしょうか。もちろん、それらも重要な仕事ですが、それだけではありません。肺炎にかかると多くの場合、呼吸がうまくできなくなります。呼吸がうまくできるように、姿勢を整えたり、たんを外に出せるように助けます。時には吸引器を使って、たんを取り除くことがあります。たんが空気の通り道をふさぎ、肺炎とは別の理由で呼吸状態を悪くさせるからです。

肺炎が重症だと、一時的に呼吸を助けるために、人工呼吸器を着けることがあります。呼吸器の管理も、看護師の重要な役割です。呼吸器は、患者さんの呼吸と設定が合っていないと害になります。患者さんの呼吸は、刻一刻と変わります。呼吸状態や採血データ、その息づかいまでを観察し、最適な設定かを考えています。特に集中治療室では、一晩中「考えて、実行し、評価する」をくり返し行う、まさに寝ずの番です。また、呼吸が苦しいと不安が強くなりますので、そばで勇気づけるのも、重要な看護師の仕事です。体が回復するためには、十分な心身の休息が必要です。その患者さんが持っている治す力を、最大限発揮できるように関わります。このように、看護師は医師とともに患者さんの回復を目指しています（図表1）。

図表1　医師と看護師の協働

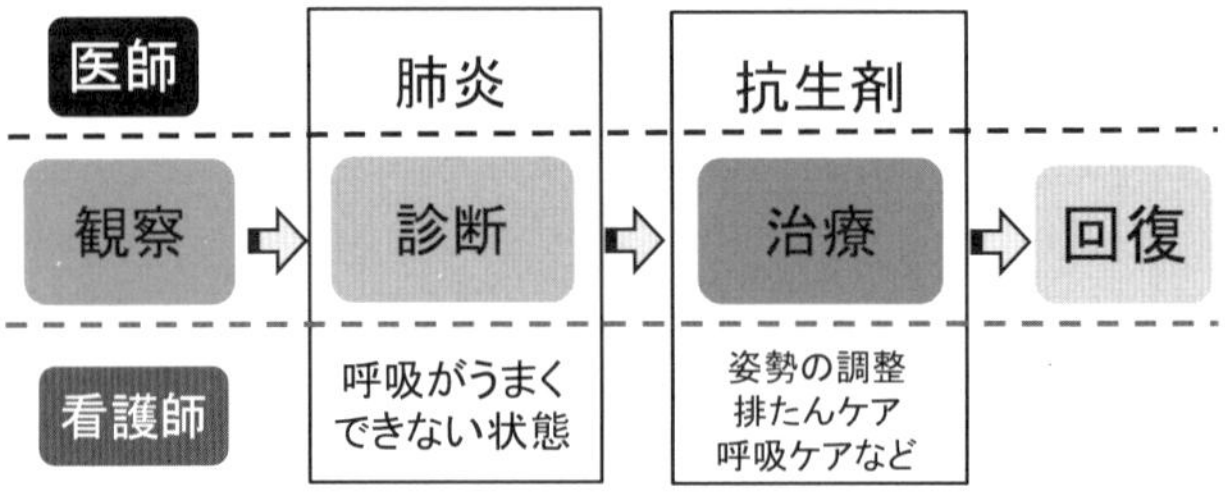

これまでおもに医師が行っていた特定行為[※1]を、看護師が安全に行うことを目的とした特定行為研修が、全国で開始されました。その中に、呼吸器管理もふくまれています。この研修を修了すると、手順書の範囲で医師の指示を待たずに、行為を実行できるようになります。

岐阜ハートセンターでは、看護師が呼吸器管理をすることの重要性を感じ、２０１９年に国の指定研修機関となり研修を始めています。当院でも、研修を修了した看護師（特定看護師）が活躍し、医師とともに病気の回復を支援しています。２０２３年3月時点で国内の特定看護師は６８７５名ですが、今後はさらに増加していくことが期待されています（図表２）。

院内急変のキーパーソンは看護師である

どれだけ注意深く医療を行っていても突然に状態が悪くなり、命の危機におちいってしまうことがあります。特に、循環器専門病院で長く仕事をしていると、一定の確立で発生する合併症があります。心筋梗塞《こうそく》を例に見てみましょう。心筋梗塞は、心臓の筋肉に栄養や酸素を送る重要な血管がつまり、心筋が死んでしまう（壊死《えし》）病気です。心筋梗塞と診断すると、ただちに血管を開通させる治療を行います。血管が開通すれば一山越えるのですが、心筋の壊死した部分が治るわけではありません。そのため、不整脈や心破裂など、心停止状態となる命に関わる合併症が起こることがあります。カーラーの救命曲線という有名な表がありま

※1 特定行為
診療の補助であり、看護師が手順書により行う場合には、実践的な理解力、思考力及び判断力並びに高度かつ専門的な知識及び技能が特に必要とされる38行為。

図表2　特定行為研修修了者の推移

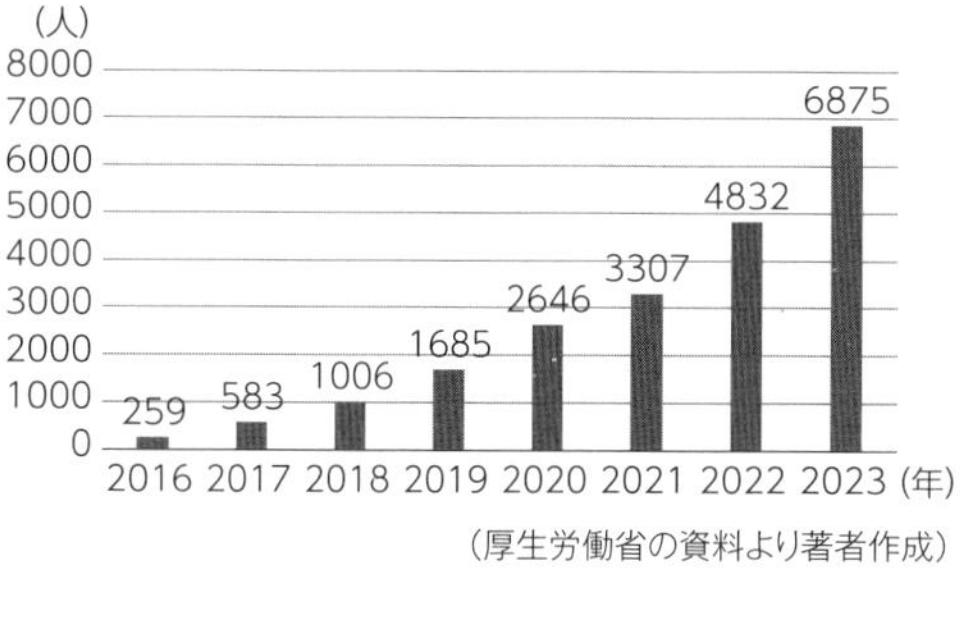

（厚生労働省の資料より著者作成）

す（図表3）。これは、時間経過と死亡率の関係性を病態ごとに表したもので、心停止が発生すると3分で50％の人が命を落としてしまうことがわかります。では、3分以内にかけつけ、適切な救命処置ができるのは、だれでしょうか。医師でしょうか。いえ、それは患者さんの一番近くにいる看護師なのです。スポットライトは当たりませんが、入院患者さんの命をかげで支えているのは、まちがいなく看護師です。

療養上の世話は、その人らしい生活を支えること

療養上の世話を、集中治療の現場ではどのように行っているのでしょうか。重症肺炎を例に挙げて、お話を進めます。前述したように、肺炎が重症化すると呼吸器を着けることがあります。この処置では、※2挿管《そうかん》して器械を着けます。命を守るために必要なのですが、のどに大変な違和感を生じ苦痛をともないます。そのため、麻酔を使って患者さんに寝てもらうのが一般的です。いつも、ベッドで寝ている状態です。人間の機能は、どの部分でも使用しないとすぐにおとろえてしまうので、退院後の生活を見すえ（図表4）、もとの生活ができる機能を守ることも大切です。

・食べられる口を守るために、口腔ケアを行う
・はっきりと見える目を守るために、アイケアを行う
・歩ける足を守るために、筋力トレーニングや関節がかたまらないようマッサー

図表3　カーラーの救命曲線

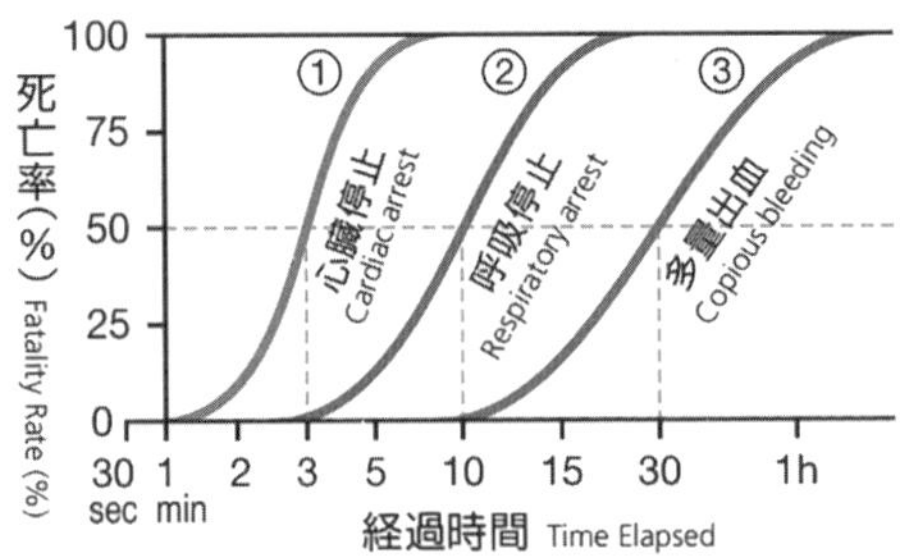

（出典：総務省消防庁FDMAホームページ Chapter 2 Rescue operations,First-aid https://www.fdma.go.jp/en/items/en_03.pdf）

※2 **挿管**
気管チューブという管を、口や鼻からのどの奥に入れること。

ジを行う

例を挙げれば、きりがありません。このように、ベッドサイドにいる看護師一人一人のケアが、回復後の生活を支えているのです。

「みなさんの大切なことは何ですか?」

看護師が行う療養上の世話は、患者さんの身体的な働きを維持することだけではありません。循環器専門病院で働く、私の経験をお話しします。

心臓の病気は突然起こることが多く、何の準備もないままに、今この瞬間に起こるかもしれません。大小あれども患者さん一同に、大切な何かをかかえています。

「猫を飼っているのだけれど、一人暮らしで頼める家族もいない。家族同然の猫なのです」

「ナス栽培に人生をかけてがんばってきました。今、収穫の時期なのです」

「夫婦で暮らしていますが、妻は私がいないとご飯も食べられないのです。私はどうなってもいいですから、どうにか帰ります」

「明日は大切な仕事があって、どうしても自分が出ていかないと職場の人たちが困ってしまう」

これらは、すべて実際に私が関わった患者さん、ご家族からの声です。そのような思いをかかえながら、患者さんは治療のために入院しています。

図表4　退院後の生活を見すえ、支える

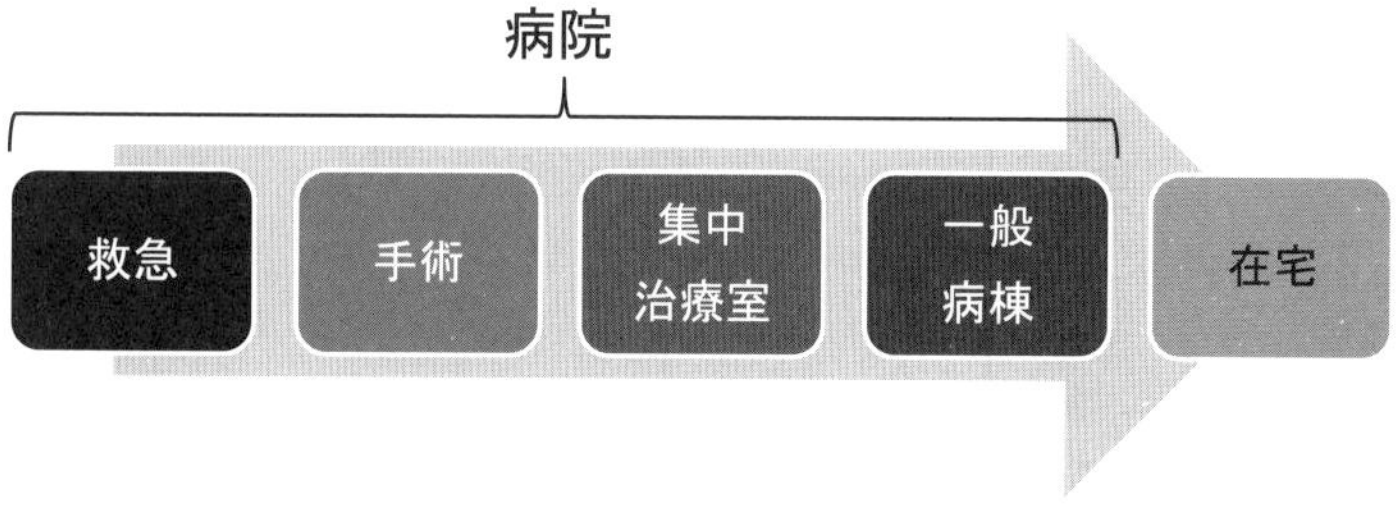

その人らしい生活をあきらめない
〜できないことでなく、できることを見つける

看護師の仕事は、患者さんのその人らしい生活を守ることです。そのため、看護師は命と向き合いがんばっている患者さんの一番近くで寄りそい、話に耳をかたむけ、大切にしていることを聞きます。

代わりに猫を飼うことはできないけれど。

代わりにナスの栽培はできないけれど。

代わりに仕事には行けないけれど。

まずは話をよく聞き、できる限りつらい思いが軽くなるようにします。

ご友人に連絡を取って、一時的に猫のお世話をお願いし一緒に安心しました。

そして、猫の写真を集中治療室のベッドサイドに飾り、いつでも顔が見られるようにしました。

ご親戚がナスの栽培を手伝ってくれ、奥様とがんばっていることをベッドサイドで伝えました。病状が厳しい時には、ナスを持ってきてもらい、生きる力を取りもどせるように努めました。

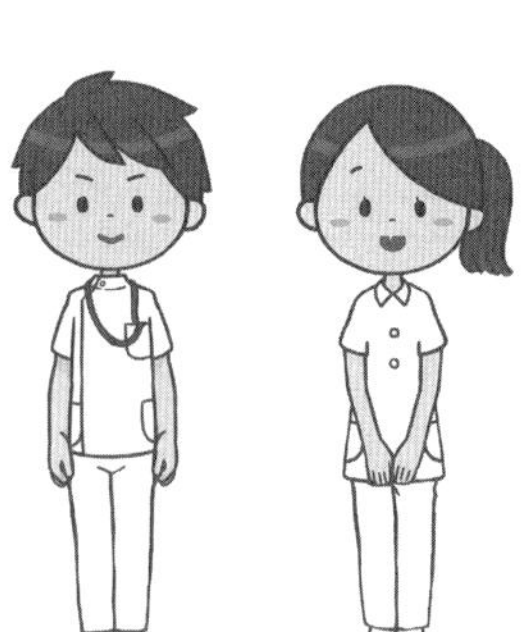

医療を超えて人を治す「フシギナチカラ」

病気を治すには薬や点滴だけではなく、病気を治そうという患者さんの思いが大切です。科学的な根拠は、今はまだありませんが、ベッドサイドに長年いるとそういう不思議な力があるなぁと思わされます。ナスの栽培をしていた患者さんに、ご自慢のナスをいただきました。その方の思いのたくさんつまった、とってもおいしいナスでした。明日からも、ベッドサイドで患者さんの人生に寄りそいながら看護していこうと改めて思ったエピソードです。

これからの看護師像

数年前に、中日新聞社の取材を受けました。その時の特集のタイトルが「進化する看護の力で未来の健康を創る」でした。[※3]日本の社会が2025年に向けて大きく変化する今、看護もパラダイムシフトすることが求められています。今までの看護師像にとらわれず、患者さんの健康を最優先に願い、命と暮らしを守ることができる看護師をこれからも育てていきたいと思います。

※3　2020年5月9日付中日新聞朝刊・看護の日特集。

認知症高齢者を支える

医学部附属東部医療センター　老人看護専門看護師
門井　真衣

近年の高齢者人口の増加にともない、認知症のある高齢者も増加の一途をたどっています。認知症は、いまや大きな社会の関心ごとの1つです。このような中、私たち看護職をはじめとした医療職はどのような役割を果たし、認知症高齢者の生活を支えているのかをご紹介します。

他人ごとではない認知症

日本国内の認知症の有病者は、2012年の報告では462万人いるとされています。さらに2025年には高齢者人口の20%、約700万人[※1]が認知症になるという推計があります。これは、約5人に1人が認知症と推定される数字です。家族や身近な人のうちだれかは認知症であってもおかしくない、いかに身近な病気かがわかりますね。認知症の要因の1つには加齢があることを考えると、この数は高齢者の人数の増加に比例して増えていくことになります。超高齢社会で暮

※1
イメージとしては東京ドーム(55000人収容)約127個分、または日本で5番目に人口の多い埼玉県の人口約730万人(2020年国勢調査に基づく都道府県人口)に相当。

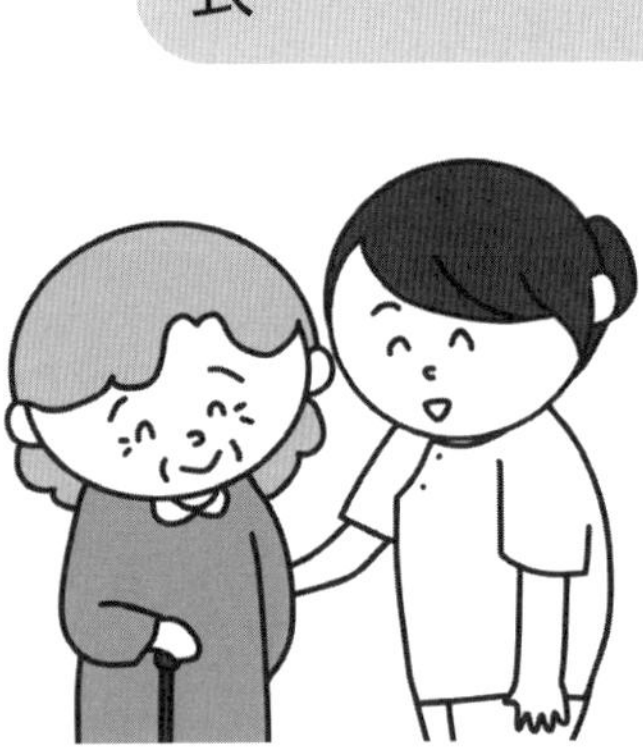

らす私たちにとって認知症は他人ごとではありません。

認知症を知ろう

◎認知症は1つじゃない（図表1）

認知症と聞いて、どのようなものをイメージするでしょうか。「物忘れがひどくなる」「何もわからなくなってしまう」というような状態でしょうか。確かに、認知症のうち最も多いアルツハイマー型認知症は、認知症の代表的な症状として、物事を覚えられなくなる、忘れてしまうというような「記憶障害」があります。しかし、認知症の症状は記憶障害だけではありません（図表2）。人それぞれに、現れる症状も、その程度もちがいます。

そもそも認知症とは、1つの病気の名前ではなく、状態を表す総称です。何らかの脳の異常によって認知機能が低下し、社会生活や日常生活に支障がある状態を指しています。脳は記憶以外にもさまざまな機能の中枢です。脳の機能低下がある部

図表1　認知症の病型と割合

名前	症状の特徴（症状の説明は一部図表2に記載）
アルツハイマー型認知症	記憶障害が初期から見られ、経過とともに見当識障害や遂行機能障害、視空間認知（物の見え方）の障害をともなうなど比較的ゆるやかに進行する
脳血管性認知症	脳の血管がつまる、破れるといった事をきっかけに認知機能が段階的に悪化する。脳の損傷部位に応じた症状が出やすい
レビー小体型認知症	アルツハイマーと比べて初期の記憶障害は軽度。認知機能の障害に加えて幻視（幻が見える）、妄想、パーキンソン症状（体の動かしにくさなどパーキンソン病に似た症状）を呈し、調子がよい時と悪い時をまだらにくり返して進行する
前頭側頭型認知症	ほかの病型と比べある程度進行するまでは基本的な日常生活レベルが維持される。同じ言動や行動をくり返す、周囲への配慮が欠けた行動、人格が変わる、自発性が低下するなど

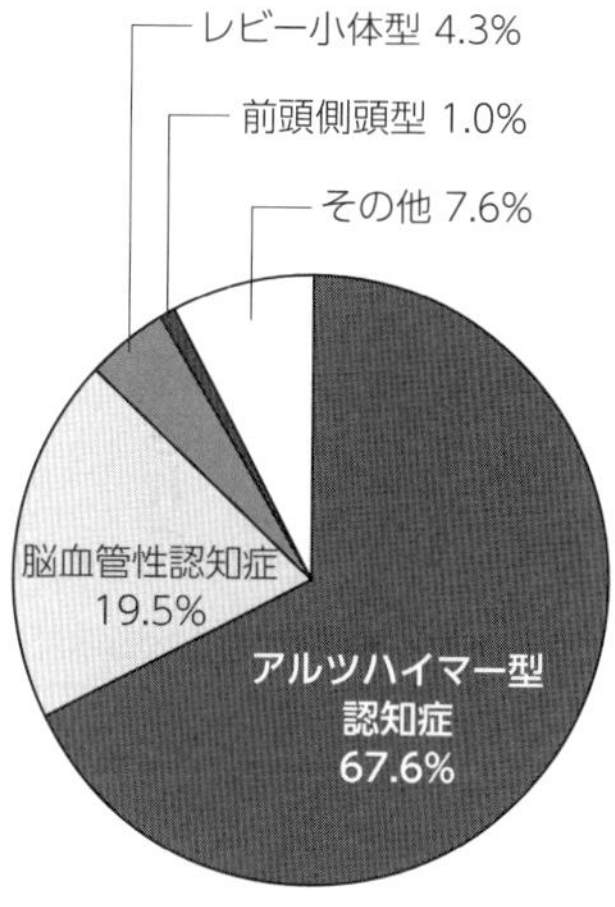

［「都市部における認知症有病率と認知症の生活機能障害への対応」（H25.5報告）を参考に作成］

位によって現れる症状も異なるので、すべての人に記憶障害が先行して起こるわけではありません。

たとえば、認知症の1つの病型である「レビー小体型認知症」では、物の見え方に関する部位が障害されるため、「子どもが立っている」というような実際にはないものが見えたり、物の影や木を見て人がいると見まちがえたりする症状があります。また、体の動きを調節する部位に異常が出やすく、体をうまく動かせない、転びやすいといった身体機能の異常が記憶障害などよりも先行することがあります。

◎人によってちがう認知症

認知症は、病型により差はありますが数年～数十年の長い年月を経て進行していくことの多い病気です。そのため、その時々で機能障害の程度や現れる症状に差があります。また、認知症が進行しても心地よさや不快と感じる感情は残るため、「何もわからなくなる」わけではありません。

さらに、人は生まれた場所や性別、経験してきたこと、好きなこと、考え方や今の健康状態もすべてが人それぞれです。同じ程度の脳の萎縮《いしゅく》や症状を持つ人でも、背景がちがえば生活の中で得意なことも困ることもちがいます。千差万別それぞれにあった手助けが必要です。「認知症である」という事実は、その人の置かれている状況を理解するのに重要な視点ですが、それがその人のすべてではないことを忘れてはいけません。看護の対象は病気ではなく人であり、「認知症だ

図表2　認知症におけるおもな認知機能障害

記憶障害	新しい出来事を覚えられない。過去の出来事を忘れる
見当識障害（時間、場所、人）	日付、時間、曜日、今いる場所、人がわからなくなる
遂行機能障害（実行機能障害）	計画的に段取りよく物事を進める力の障害
失語	言葉がうまく使えない
失行	運動機能が障害されていないのに動作がうまくできない
失認	感覚器の障害はないのに物の見分けがつかない

から」とひとまとめにした視点は、もうすでに「その人個人」のことを無視しているのと同じなのです。

認知症ケアは看護の力の見せどころ

認知症高齢者は、程度の差はあれ何かしらの生活のしにくさや不安をかかえています。その生活の中の違和感が大きくなれば当事者は混乱します。言いかえれば、その違和感を小さくできれば、認知症高齢者の困る場面が減るということです。病気や加齢の特徴を知り生活を支える。まさに看護の力の見せどころです。

◎看護師が見ている認知症高齢者を支えるためのヒント

看護師は、その人が持てる力を生かして治療や生活ができるように支援をしています。認知症高齢者の得意なことや困りごとを見極めて生活を支えるには、認知症という病態の理解をふまえ、その人が今どのような世界を体験して困っているのかを、相手の視点に立って理解する必要があります。

ちなみに私は記憶障害や見当識障害、失語といった症状を持つ方へのケアを考えるとき、外国を思い浮かべることがあります。ある日突然外国にいたら…。地理も言葉もわからない状態で、どのような人に出会ったら心を許せるだろう。どのような表示があればわかりやすいかな。そういった想像をしながら、認知症高齢者の世界を少しでも理解できるように努めています。

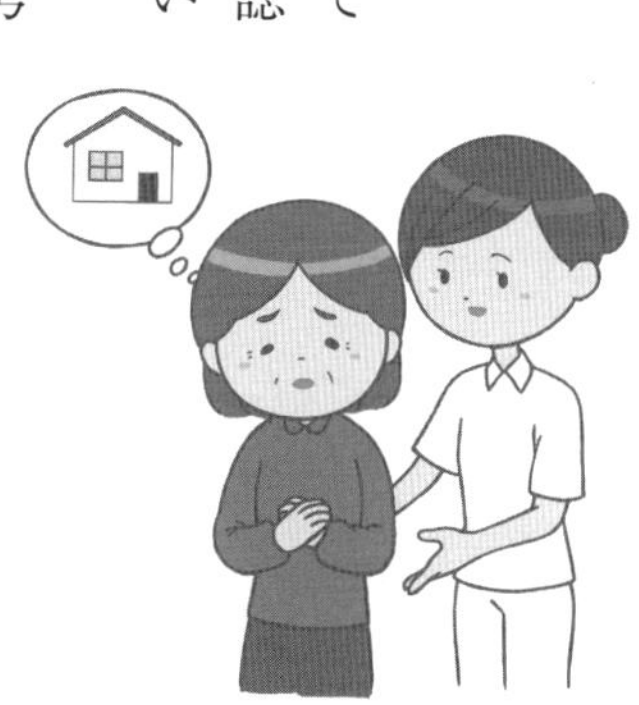

また、認知症高齢者の支援は、病気以前に人と人との関わりが重要です。ケア提供者側が「こんなこともできないのか」「何度も同じことを聞いて」とイライラしたり、下に見たいやな態度を取れば、認知症高齢者はそれを敏感に感じ取り、イライラしたり、居心地が悪く感じます。これは認知症に限らないことだと思います。

病気にとらわれず一人の人として接し、今自分や周りの環境はその人にどう映り、どのような声色や内容で話しかけ、接すれば安心してもらえるのかを考え行動する。そういった相手への思いやりに看護が生きると思います。

病院内でキラッと光る看護例

私が働いている東部医療センターは、急な病気の治療を必要とする患者さんが入院している急性期病院と呼ばれる病院です。急性期病院は、日常との環境の差が大きく、認知症高齢者にとっては特に生活のしにくさを感じる場所になります。そのため、治療という病院の一番の目的が認知症高齢者にとって一番の負担になるというジレンマが常に生じています。そのような中、私たち看護職は、患者さんが少しでも安心して治療を受けられるよう、制限ある環境の中でもできるケアを日々探し、提供しています。

当院では、そのような日常で生まれた素敵な看護を積極的に共有し、認め合う取り組みを行っています。今回はそうした実例を紹介します。

◎夕方になると落ち着かずに歩き回ってしまう患者さんへの関わり例

Aさんは毎日夕方になるとそわそわと落ち着きがなくなり、自室から出てほかの患者さんの部屋に入っていく行動が見られた。看護師は、そんなAさんの落ち着かない気持ちに寄りそい、付きそって散歩をし、コーヒータイムを作った。すると大きな混乱なくおだやかに過ごせるようになった。

＊事例の解説

認知症の患者さんに限らず、だれでも新しい環境というのは落ち着かない。さらに何もすることがない退屈な環境ではなおさら。認知症高齢者は特に、その場を覚えて慣れることや、いる理由を理解し覚えておく力が低下している。そのため、今いる場所を確認し、安心できる場所を探したり、家に帰ろうとしたりするなどさまざまな理由で落ち着きなく歩き回ることがある。Aさんの事例は、一緒に散歩をすることで、環境や人に慣れていくことができ、さらにコーヒータイムというほっとする時間を作ることで、Aさんに「ここにいていいんだ」「いることが心地いい」と思ってもらえることにつながった。

◎点滴を自分でぬいてしまう患者さんへの関わり例

Bさんは肺炎で入院している患者さん。Bさんは入院していることを忘れ、治療のための点滴を、自分でぬいてしまう行動をくり返していた。看護師は、Bさんの入院前の生活を家族に確認し、テレビの位置や簡易トイレの置き場所を入院前の環境に合わせて変更した。すると、Bさんは自分のやり方で生活ができるよ

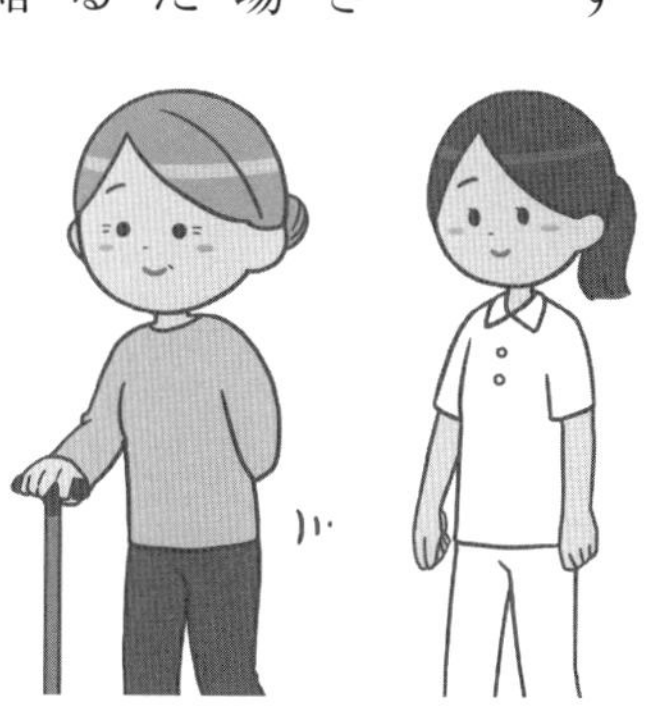

うになり、落ち着いて療養生活が送れるようになった。

＊事例の解説

治療を優先するあまり、点滴をぬいてしまうBさんを注意したり、点滴治療が続けられるかどうかに注目しがちな場面。しかし、この看護師はまず病院という異質な空間を少しでもBさんの慣れた環境に近づけることで、環境に適応できるように支援をした。慣れない環境で知らない治療するのは、受け入れがたい。この関わりは、まず環境による混乱を減らすことで、Bさんが治療を受け入れる心の余裕を生み出した。

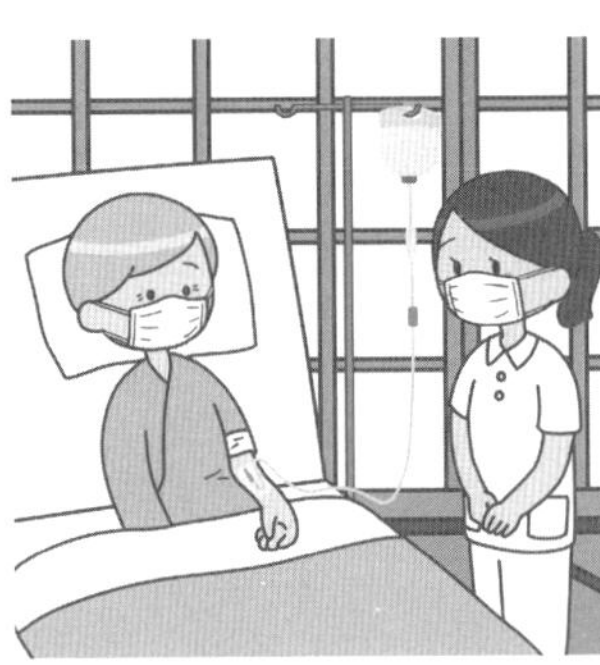

認知症の人たちを支えるプロフェッショナル

認知症高齢者の周りには生活をサポートする数多くのプロフェッショナルがいます。その中でも認知症高齢者のケアを行うプロフェッショナルを一部紹介します。

◎病院や介護施設で活躍する人たち

認定看護師：専門の教育課程を修了し認定を受けた看護師です。特に認知症看護認定看護師は認知症について深く学んだプロです。認知症看護を必要とする場面で、高い専門性を持った看護の実践や、相談・指導の役割を担っています。また、現場で働く複数の職種をつなげるキーパーソンとしても活躍しています。

専門看護師：専門の教育課程を有する大学院を修了し認定を受けた看護師です。専門看護師の中でも、老人看護と精神看護の専門看護師はその分野の特性上、認知症への深い理解と専門性を有しています。認定看護師と同様、高い専門性を持って認知症高齢者を取り巻くさまざまな課題の解決に取り組むと同時に、さらなる発展のための教育や研究活動を行っています。

認知症ケア専門士：一般社団法人日本認知症ケア学会が認定する資格を有する医療者や介護従事者です。認知症に関する知識を持ち、その特徴を理解した生活のサポートを行う中心的役割を期待されています。

◎地域で活躍する人たち

認知症初期集中支援チーム：認知症高齢者の生活の場に出向き対応する、医師や保健師、看護師など複数の専門職からなるチームです。家族のうったえなどを受けて認知症が疑われる人や認知症の人とその家族を訪問して、症状の評価や困りごとへの支援を集中的（おおむね6カ月程度の期間で）に行い、自立生活のサポートを行います。

認知症サポーター：認知症に対する正しい知識と理解を持って地域で認知症の人やその家族に対してできる範囲で手助けする人です。養成講座を受けた人であればどなたでもなれます。特別な専門資格は必要なく、年齢制限もありません。興味を持った方は是非一度インターネットで検索をしてみてください。

認知症があっても安心して過ごせる社会を目指して

冒頭でも書いた通り、認知症はだれもがなる可能性があり、国としても大きな課題の1つです。2023年6月には「認知症基本法」[※2]が成立しました。人々が年を重ねても、認知症になっても、どんな生活上の課題をかかえていても、自分の住みたい場所で、自分らしい暮らしを続けられる町づくり、地域づくりを日本全体で目指しているのです。

私たち看護職は、看護のプロとして、認知症高齢者やその家族にできることがたくさんあります。認知症の特徴を知り、苦手をおぎなう方法を一緒に考えることで、今ある生活を守ること、体調を崩して生活の場をはなれることがないよう体調管理を支援すること、体調をくずして入院した場合は安全に治療を受け、もとの生活に早く戻れるよう支援することなどです。看護職が地域に求められる役割はどんどん拡大していくと思います。そして、それに応えられる私たちでありたいと思います。

※2　認知症基本法
2023年に成立した法律。認知症の人が尊厳を保持しつつ希望をもって暮らすことができるよう、認知症施策を総合的かつ計画的に推進することを目的としている。国民が認知症を理解し、医療だけでなく、多様な分野が総合的に取り組むことを推進する。認知症の人が基本的人権を持つ個人として尊重され、本人とその家族が地域で安心して生活できる社会環境が整備されるための理念や基本的施策が盛りこまれている。

コラム
Column
3

DMAT（ディーマット）って何？

看護学研究科看護実践教育共同センター　助教　澤田 美和

大きな地震や事故が発生した時の報道で、医師や看護師がその災害現場で活動している姿を見たことがありますか。それは、もしかしたらDMATかもしれません。

DMAT（Disaster Medical Assistance Team）は、「災害急性期に活動できる機動性を持ったトレーニングを受けた医療チーム」です。阪神・淡路大震災（1995年）を契機に、発災直後からの初期医療体制を充実させるために2005年に発足しました。その後、福知山線脱線事故（2005年）・東日本大震災（2011年）・熊本地震（2016年）などで活動しています。

1. 被災現場での活動

現場にかけつけたDMATは、急いで治療を開始しなければいけない状態かどうかを、傷病者１人に対して30秒以内に次々と評価します。これをトリアージといい、赤（最優先治療群）・黄（待機的治療群）・緑（軽症群）・黒（救命困難群もしくは死亡群）の４段階にグループ分けします。そして、診察や治療を行いながら病院へ搬送します。看護師は、患者さんの体や心の痛みの軽減を図りながら、ご家族へのケアもします。また、乳幼児・妊産婦・障害のある方・高齢者・外国人等の災害弱者の方々の状態が悪化していないかも常に気を配っています。さらに、DPAT（Disaster Psychiatric Assistance Team：災害派遣精神医療チーム）や遺体安置所等での家族支援を担うDMORT（Disaster Mortuary Operational Response Team：災害死亡者家族支援チーム）とも連携して、災害で苦しむ人を支えるよう努めています。

2. 被災現場以外での活動

被災地域の病院の支援や、透析患者さんや妊婦さんを安全に対応できる病院に医療搬送するなど、フットワーク軽く柔軟に医療支援を行います。このような医療を提供するためには、情報が非常に大切で、実はノートパソコンとWi-Fiは必需品なんですよ！

3. 連携も訓練も大切

ご紹介した活動は医療だけで成しえるものではなく、消防・自衛隊・警察・各行政機関と連携して、災害による死者を最小限に食い止めようとしています。そして、いつ災害が起きても冷静に対応できるよう訓練を積み重ねています。

心のケアを必要とする人々を支える

看護学研究科精神保健看護学　准教授・精神看護専門看護師　桐山啓一郎

看護職者（保健師、助産師、看護師など）はさまざまな状況にあるすべての人々の心のケアを実践しています。この章では、心のケアを簡単に解説し、心を健康に保つ秘訣《ひけつ》と、それを支える看護師をご紹介します。

心のケアとそれを必要とする方々

医療がさまざまに発展する以前、健康という言葉から最初にイメージするのは体に病気や障害がないことであったと思います。しかし、近年、特に第二次世界大戦後は、心と体がともにおだやかであることを健康とする考え方が広まってきました。その中で注目されるようになってきたのが「心のケア」です。心のケアを必要としている方々は実に幅広く、状況別ではうつ病や統合失調症、発達障害などの心の病を持つ方、体の病気を持ち気分が落ちこんでいる方、日々ストレスを感じながら仕事をしている方、家族関係や友人関係・ご近所関係など日常生活

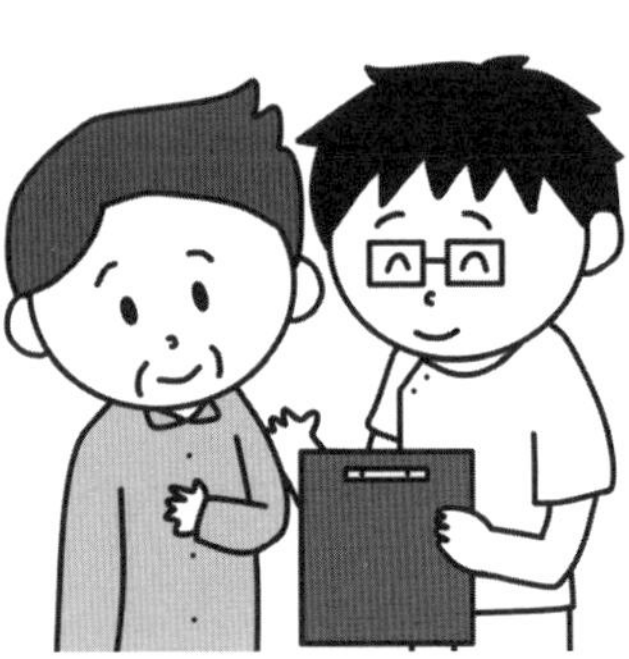

の中で人間関係のストレスをかかえている方などが挙げられます。それらの状況は老若男女問いません。つまり、心のケアはすべての人々を対象としています。

心の病を持つ方を支える

心の病、と一言で表していますが、その種類はたくさんあります。外来通院で一番多いのはうつ病をはじめとする気分障害、入院で一番多いのは統合失調症です。そして、社会で対応が必要といわれているアルコールや薬物、ギャンブルなどへの病的な依存もあります。そうした心の病についてすべてをここで解説するのは難しいので、それぞれの対応についてはの専門機関への相談をおすすめする程度にとどめ、この項では心の病を持つ方を支えるために私が気をつけていることについてご紹介します。心の病で苦しまれている方の対処法や援助者の方の活動の一助になれば幸いです。

私は心の病を持つ方と関わらせていただく時、2つのことを大切にしています。1つ目は、その人の「生きづらさ」を探すことです。心の病の発症には環境要因が関連しているといわれています。環境はその人をとりまく状況で、人的環境、居住環境などさまざまな状況をふくんでいます。あくまで私の経験上ですが、心の病をお持ちの方の多くは自分の内面、もしくは環境の中に生きづらさをかかえています。生きづらさはだれにでもあるので心配しすぎる必要はないのですが、人生の重大な出来事や環境の変化などと重なると心の病の発症につながりかねま

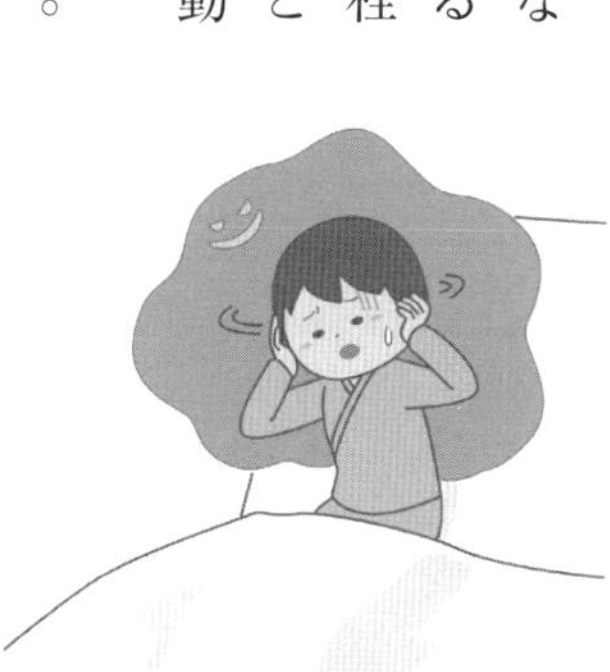

せん。生きづらさの例を挙げると、自分のことを他者に開示することが苦手な性格、頭の上がらない家族や上司と折り合いをつけられない状況などです。生きづらさは人によって異なり、自分では気づきにくいものですので、当事者の方のお話をていねいに聞いたり、つらい状況を見せていただくなどして、時間をかけて明らかにしていきます。当事者の中には、生きづらさがどこにあるのかを会話中に整理するだけで対処法を見いだされる方もいます。明らかにした生きづらさは急に改善できるものではなく、なくすことも難しいのですが、それでも自分を追いつめるほどのつらい状況なので、当事者の方と話し合いながら、対処法をともに考えるようにしています。

2つ目は、その人の「希望」を支援するということです。日常生活の中での「こうしたい」という思いから、将来にわたる「こうありたい」という思いまで、人はさまざまな希望をいだきます。そして、その希望を実現するためにさまざまな努力をしています。ところが、心の病にともなう意識の障害などの症状によって、希望の実現が一時的に難しい状況になったり、当事者やその周りの人が希望をいだくことや実現することにためらいを感じることは、少なくないように思います。日本は長期間にわたり精神疾患患者や精神障害者に入院してもらうという政策をとっていたため、希望をいだきづらくなっているという背景もあります（現在、その政策は転換されています）。しかし、心の病があるからといって希望を実現できないわけではありません。そういった状況をふまえて、どのような希望をいだいているかを確認し、その実現のために看護職者は何ができるかを当事者と話し合うようにしています。同じ治療に向かう場合であっても、当事者の方の希望をお聞きし、その実現のためにともに歩むことを伝えた方が、回復への意欲が強くなるように感じています。孤独に苦しんでいた依存症の方が、人とふれ合う仕事をしたいという希望を持ち、そのために努力して回復した例などもあります。心の病に限りませんが、どのような状況にあっても自分の人生を自分らしく、生きたいように生き抜く、そのためのちょっとしたお手伝いができればと思っています。

体の病を持つ方の心の健康を支える

「心」と「体」はつながっています。心身相関[※1]といわれる心と体のつながりはさまざまな研究で明らかにされていますし、みなさんも緊張でおなかが痛くなったり、手に汗をかいたりした経験をお持ちかと思います。体の病の治療で入院している方の40%もしくはそれ以上が心の病を合併しているともいわれています。「病は気から」という言葉があるように、心の不調を整えることで、体が回復することも少なくありません。有名な例では、落語など聞いて笑うと、体の不調が改善する効果があります。心と体は切り離せるものではないのですが、医療の現場では、それぞれを専門とする診療科で治療されることが一般的で、体の病を治療している最中に、心のケアを受けることは難しい状況が多くあります。そのような中で、注目されているのが心と体をつなぐリエゾン精神看護[※2]です。

※1　心身相関
心と体はつながっており、互いに関係しあっていること。心から体、体から心、両方の影響がある。

※2　リエゾン精神看護
精神科看護の専門知識・技術を活用し、精神科以外の障害や疾患をもつ患者とその家族への看護のこと。リエゾン精神看護を実践する看護師は、ほかの診療科の看護師や専門家と連携し、心理面を含めた質の高い看護ケアを提供する。リエゾンはフランス語で「つなぐ、連携する」を意味する。

命の危険があるような重い病や障害、長期にわたって治療する必要がある病などにかかったとき、気分は落ちこみ、途方にくれて何もできなくなることもあります。リエゾン精神看護師は、どのようなことがつらいのかをたずね、話を聞き、体の状況をふまえながらともに対処法を考えます。ポイントは、看護者の視点から、心と体の両方の状況を考えることです。そして、対処法の中には、精神科の受診などもふくまれます。さらに、ホルモンバランス異常など体の不調を原因とする心の不調の場合には、専門機関と連携して対応することもあります。私が末期のがんによる心の苦しみ（抑うつ状態）について関わらせていただいた例では、気分が回復された後に家族とのふれ合いの時間を持つことができた方もいました。体の病の中には治らないものもありますが、心をおだやかに保つことで、より充実した生活を送っていただけると思います。

心を健康に保つ秘訣

心を健康に保つ秘訣は、毎日の生活を楽しむことです。楽しむとは、おもしろおかしいだけではなく、充実していると感じることや、このままでよいと思えることなどをふくんでいます。そういわれても、すぐに楽しめない方もいるでしょう。毎日忙しかったり、逆にすることがなかったり、自分や家族が病気になっていることもあります。そういう時は、とても楽しめる状況ではないと思われるのではないでしょうか。しかし、心の健康は、どのような状況でも保つことができるといわれています。

そのための秘訣をいくつか挙げてみたいと思います（図表1）。1つ目は、いろいろな自分を知ることです。病気などつらい状況にあるとき、人はそのことしか注目できなくなっています。苦しい状況にあるときは、自分や周りのことが把握できなくなって当然ですが、一方で、自分を見失っている状況ともいえます。症状や治療が少し落ち着いたとき、自分にはどのような側面があるかを考えてみると、病気以外の自分が見えてくると思います。趣味に没頭してきた自分、家族や友達と関係を築いてきた自分など、いろいろな自分を認識するとそれをもとに何かしようと思え、つらい状況にありながらも楽しみを見つけていくきっかけになると思います。知り合いに回復が非常に難しい病にかかった方がいます。その方は、非常に勉強熱心で、入院中もオンラインで関心のある分野の勉強会に参加していました。同じ関心を持つ方々と交流することで、いったん病気からはなれ、自分を取りもどせたような感覚になったとおっしゃっていました。

2つ目は、何か役割を持つことです。10年以上前、うつ状態になった80歳代の方から相談を受けたことがあります。その方には優しいご家族があり「高齢になったのだからゆっくり休んでほしい」と家事や畑仕事をすべて引き受けてくれたそうです。はじめはありがたいと思っていたそうですが、だんだんと気分が下がっていったようです。一方、私の祖母は90歳を超えていますが、料理をしたり、ひ孫と遊んだりしています。時々骨折などを起こし入院し、周りはその度に回復しないのではないかと心配しますが、いつも「私はまだ寝ていられない」と話し、

図表1　心の健康を保つ秘訣

①いろいろな自分を知る…
病気や悩み以外の自分の面を見る

②何か役割を持つ…
生活の張りや充実感を得られる

③自分がやりたいことをする

もとの生活にもどっています。人は役割を持っていると生活に張りが出て、充実感を得るため、心の健康につながります。役割は身体的負担の大きいものでなくとも構いません。どのような小さなことでも、自分で役割と認識していたり、周囲から頼られていたりということが大切です。

3つ目は自分がやりたいと思えることについて行動することです。周りの人は善意からさまざまなことをすすめてくれると思いますが、心の健康を保つには、「自分が楽しい」と思えることが大切です。楽しくないことをしているとストレスがたまり、かえって心の健康を乱します。興味がわかないことには手を出さず、もともと興味があったことでもやろうと思えないときは、やろうと思うまで待つ、そうしていくと、楽しめることを見つけていけると思います。

心のケアを担う専門の看護師

最後に、看護師の中でも心のケアを担う看護師について紹介させてください。その看護師たちは、いろいろな場所に所属し、さまざまな資格を有しています。その中に、精神看護専門看護師があります。

「専門看護師」とは公益社団法人日本看護協会が認定する資格で、水準の高い看護ケアを効率よく提供するための、特定の専門看護分野の知識・技術を深めた看護師です。精神看護専門看護師は、心のケアを専門としています。総合病院や精神科病院、訪問看護ステーションなどで活動しており、心の病があるなしにか

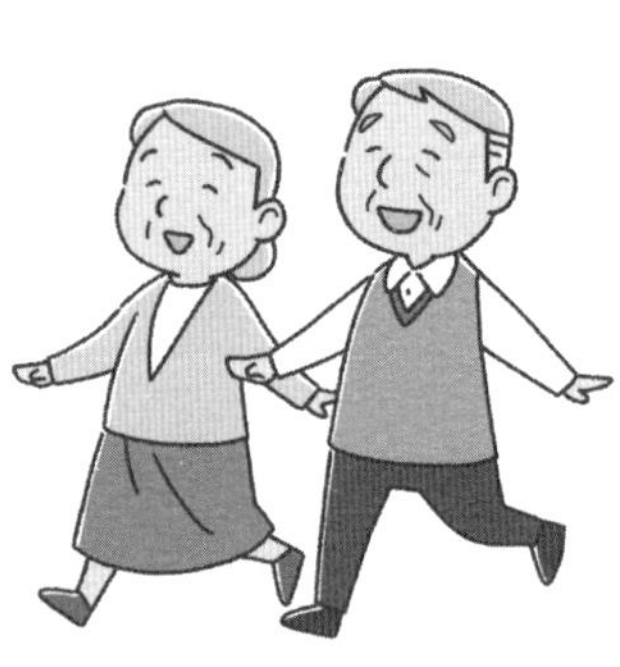

かわらず、本章で挙げた活動などをしています。名古屋市立大学大学院でも育成しており、たくさんの修了生が活躍しています。精神看護専門看護師はみなさんの生活を支える役割を担っていますので、日々の生活で感じる心の不調や困りごとなどを、ぜひご相談ください。

「病院完結型」から「地域完結型」の医療へ
～在宅医療とは何か

看護学研究科在宅看護学　教授　秋山　明子

「自宅で療養したい」「最期を自宅で」という患者さんや家族の思いを実現する方法の1つが在宅医療です。高齢化が進む日本において年々需要が増していますが、病院に入院して初めて在宅医療のことを知る人も少なくないようです。ここでは、在宅医療とはどういうものなのかについてお話したいと思います。

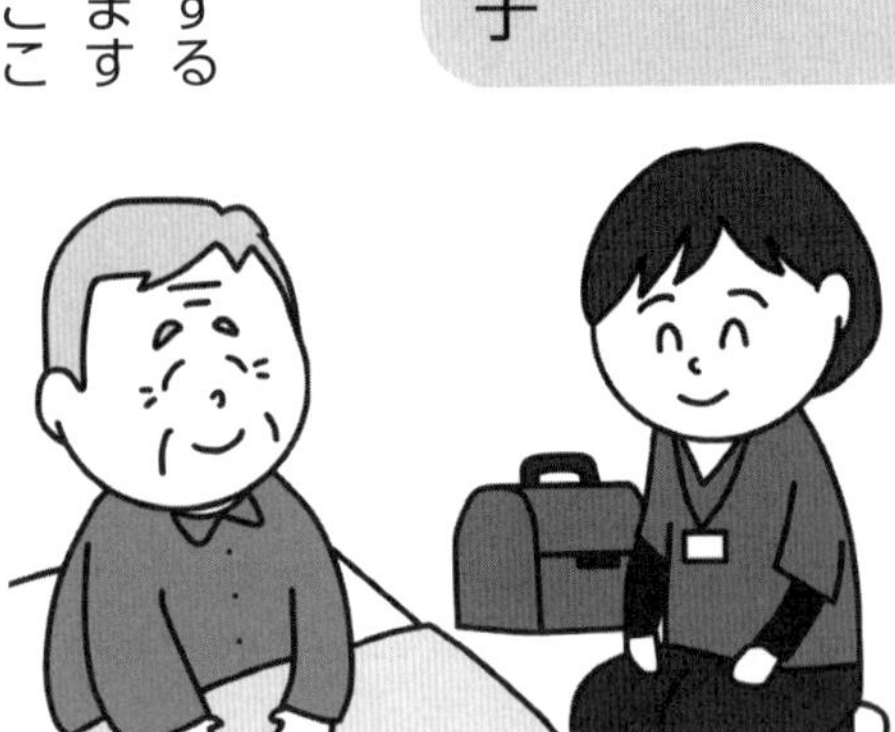

高齢者の病気は病院の医療だけでは完結しない

65歳以上の高齢者は、2022年時点で3627万人（総人口の29・1％）となりました。40年には35・3％になると予測されています（図表1）。死亡数も増加の一途をたどっており、40年ころには170万人ほどになると見こまれています（図表2）。死因については、悪性新生物、心疾患とともに、老衰が増加傾向にあります。認知症の高齢者も年々増加しており、25年には約700万人になると推計されています。

こうした急速な高齢化によって、医療を必要とする人が増加するとともに、医療ニーズも変化しました。「脳梗塞で倒れた」「心筋梗塞を発症した」「転んで骨折した」「感染症にかかり高熱で脱水症状もある」などで病院に入院し、治療を受けて元気に退院できればよいのですが、高齢者の場合は、退院後も継続的に医療や介護が必要になるケースが多くなります。

高度な医療が必要な時は地域の病院を利用し、退院後の経過観察や療養生活全般は、地域の医療機関が連携して在宅医療や介護を提供するしくみに変えれば、高齢者の医療ニーズに柔軟に対応できるようになります。そこで、病院ですべて完結する「病院完結型」の医療は、地域の医療機関が連携して医療を提供する「地域完結型」にシフトチェンジされることになりました。

図表1　高齢化の推移と将来推計

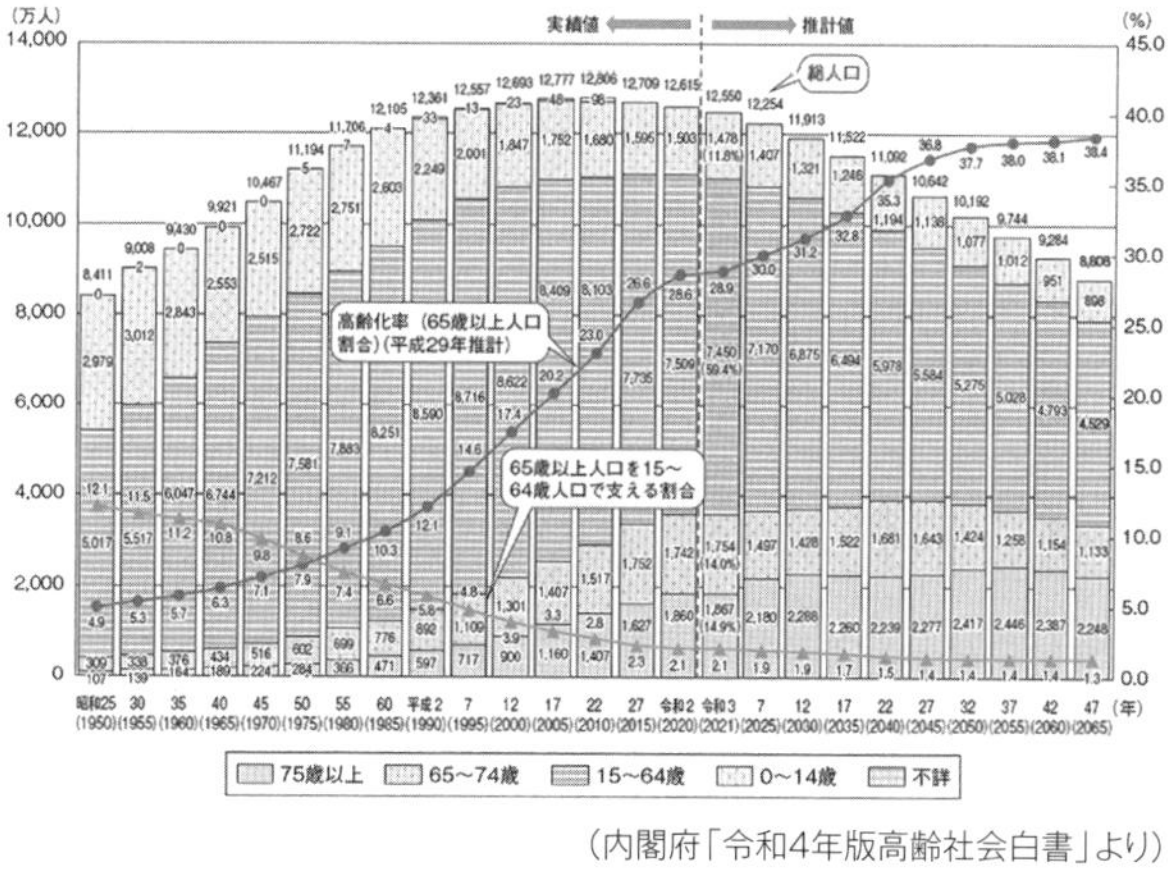

表はこちらからも確認できます

（内閣府「令和4年版高齢社会白書」より）

図表2　出生数及び死亡数の将来推計

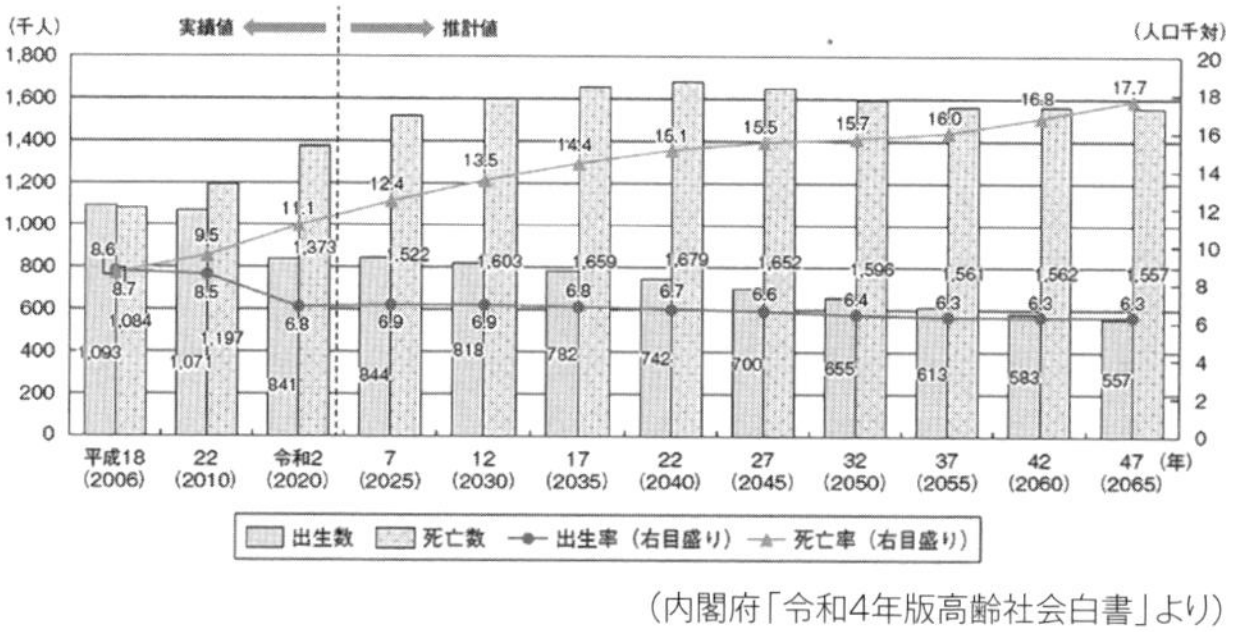

表はこちらからも確認できます

（内閣府「令和4年版高齢社会白書」より）

在宅医療とは？

地域完結型医療の中心的役割を果たすのが在宅医療で、自宅など一般の住居で受ける医療をいいます。容態により自宅での療養を望む場合や、病気やケガなどにより通院が難しくなった時、自宅などで医師の診療を受けられます。

医師の診療は、定期的に患者さんの自宅などに訪問して行う「訪問診療」と、急変時など不定期に訪問して診療する「往診」の2つに大別されます。訪問診療の頻度は月1～2回が多く、医師が訪問しない間は医師の指示のもと、訪問看護師が患者さんの療養上の世話や診療の補助などを行います。また、さまざまな医療職（歯科医師、訪問看護師、薬剤師、管理栄養士、理学療法士、ケアマネジャー、介護福祉士など）が連携して、定期的に患者さんの自宅などを訪問し、専門的なサービスを提供します。自宅などでの療養を支える関係機関には、病院・在宅療養支援病院・在宅療養支援診療所・診療所・歯科診療所・訪問看護事業所・薬局・介護サービス事業所などがあります（図表3）。

今まで、継続的な医療と介護が必要な患者さんは、病院や施設などに入所するしかありませんでしたが、在宅医療が推進されたことで住み慣れた自宅で療養生活を続けることが可能になりました。私の亡父も在宅医療のお世話になりました。退院して自宅に連れて帰った時、「（この病状で）退院して大丈夫なのだろうか」と不安をいだいたものでしたが、退院翌日近所のクリニックの医師と看護師が自

図表3　在宅医療で受けられるサービス例

訪問診療	通院が困難な方のご自宅に医師が訪問し、診療を行う
訪問歯科診療 訪問歯科衛生指導	通院が困難な方のご自宅に歯科医師・歯科衛生士が訪問し、歯の治療や入れ歯の調整等を通じて食事をかんで飲みこめるよう支援を行う
訪問看護	看護師等がご自宅に訪問し、安心感のある生活を営めるよう処置や療養中の世話等を行う
訪問薬剤管理 *医師の指示のもとで実施	通院が困難な方のご自宅に薬剤師が訪問し、薬の飲み方や飲み合わせ等の確認・管理・説明等を行う

（厚生労働省・在宅医療の推進について「在宅医療をご存知ですか?リーフレット」より）

宅まで診療に来てくれた時は、父も家族も心強く思ったものでした。

地域で包括的にケアするしくみづくり

地域完結型の医療にシフトチェンジしたことで、退院後も自宅などで継続的な医療と介護が受けられるようになりましたが、高齢者を支える必要があるのは医療だけではありません。

内閣府の令和5年版高齢社会白書によると、2021年時点で65歳以上の高齢者の世帯のうち、単独世帯は28・8%、夫婦のみの世帯は32・0%、親と未婚の子のみの世帯は20・5%、三世代世帯は9・3%でした。高齢者の約60%は1人暮らしまたは2人暮らしであることがわかります（図表4）。

認知症高齢者の増加も見こまれている中、退院後も継続的に医療や介護を受けながら、住み慣れた地域での生活を続けていくには、医療・介護・予防の体制整備に加えて、住まい・生活のことも配慮した支援が必要です。そのため、さまざまな職種が連携体制を密にして、地域の中で包括的にケアを提供する地域包括ケアシステムが進められています。

図表4　65歳以上の者のいる世帯数及び構成割合と全世帯に占める65歳以上の者がいる世帯の割合

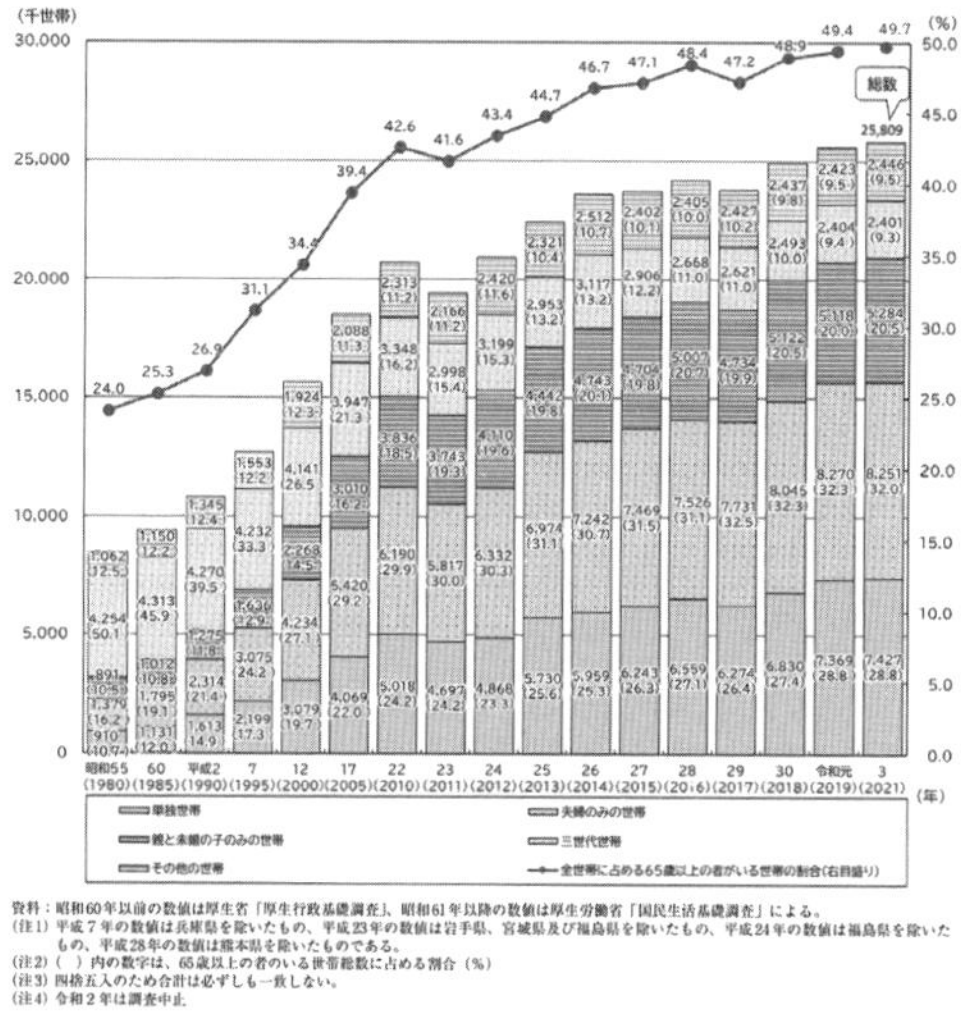

資料：昭和60年以前の数値は厚生省「厚生行政基礎調査」、昭和61年以降の数値は厚生労働省「国民生活基礎調査」による。
(注1) 平成7年の数値は兵庫県を除いたもの、平成23年の数値は岩手県、宮城県及び福島県を除いたもの、平成24年の数値は福島県を除いたもの、平成28年の数値は熊本県を除いたものである。
(注2) (　) 内の数字は、65歳以上の者のいる世帯総数に占める割合（%）
(注3) 四捨五入のため合計は必ずしも一致しない。
(注4) 令和2年は調査中止

表はこちらからも確認できます

（内閣府「令和5年版高齢社会白書」より）

地域包括ケアシステムで受けられるサービス

地域包括ケアシステムが整うと、以下のようなサービスを受けることが可能になります。

①病状が進んで通院が難しくなった時や、病院などに入院して退院後、自宅などで在宅医療を受けられます。
②介護が必要になった時は、介護サービスを受けられます。
③いつまでも元気に住み慣れた地域で暮らすための生活支援・介護予防支援を受けられます。
④生活に必要なサービスが適宜コーディネート、切れ目なく提供してもらえます。

例：元気に住み慣れた地域で暮らすための生活支援・介護予防支援

今年90歳になる要介護2の私の伯母が転んで入院した際、伯母の息子夫婦は同居をすすめましたが、「街はやることがなくて退屈だから」と田舎での1人暮らしを希望しました。何とか歩けますがちょっとした段差につまずいて転んでしまう状況でした。

そこで介護保険を利用し、歩行車を貸与してもらいました。今は、畑で育てた野菜を歩行車に乗せ、散歩先で出会った人に野菜をプレゼントするのが日課になっています。病院や買い物などに出かける時は福祉タクシーも利用できますが、

「息子夫婦が来てくれるから今のところ使ったことがない」そうです。

自らの生活は自らで支えるという心構えが必要

地域包括ケアシステムの基盤は、「自らの生活は自らで支える」という患者さん本人と家族の心構えがあって成り立つものとされています（図表5）。患者さんと家族でできることも医療職に依頼する人が増えると、在宅医療はパンクしてしまい、地域包括ケアシステムは成り立たなくなります。「自分たちでできることはできる限り自分でやる」という意識があってはじめて、自宅での療養は満足いくものになると思います。

図表5　地域包括ケアシステムの基盤

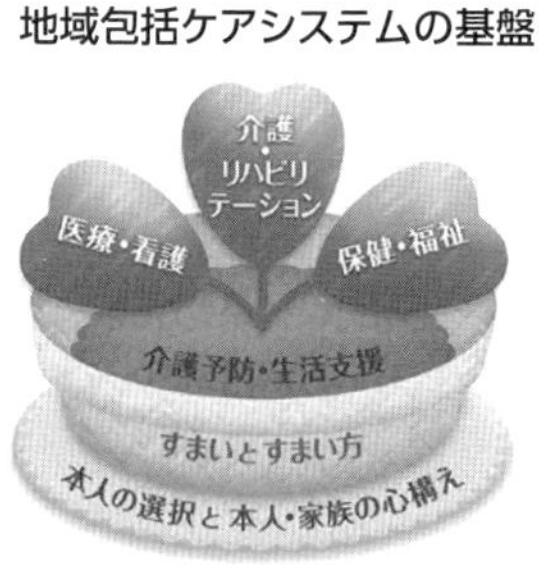

（厚生労働省ホームページ・地域包括ケアシステムより）

住み慣れた地域で最期まで過ごせるようにするためのサポート

病院に入院するとまもなく退院支援が始まります。集中的な治療が終われば退院となるので、その後どのような療養生活を送りたいのか、早い段階で患者さんと家族双方に意向を確認します。患者さんと家族双方が自宅にもどることを希望しても、患者さんのかかえる疾患や障害、自宅の環境、地理的特性、地域に存在する社会資源、経済的な問題、家族の状況によっては、自宅にもどるのは現実的ではない場合もあります。どのようなサービスを利用し、どのような社会資源との連携があれば自宅などでの療養は可能なのか、うかび上がった課題をもとに検討していきます。

自宅での介護が難しい疾患や障害もある

認知症の父親を介護した私の友人は、父親の徘徊、妄想・幻覚、昼夜逆転、暴言暴力、排便障害などの行動や症状への対応に限界を感じて、在宅での介護を断念し、介護施設に入所させたところ、父親のさまざまな症状や行動がゆるやかになり、表情もおだやかになるという経験をしました。介護に専門性が求められる疾患や障害によっては、専門家に介護してもらうことで、患者さん・家族双方が安心して過ごせるようになるということかと思います。

また、老老介護[※1]であったり、認認介護[※2]であったりすると、介護者の負担が大きくなり、介護放棄や虐待などに発展することがあります。介護施設などの施設は、ベッド代、個室代、食事代などが別途必要になるため、自宅療養にかかる費用に比べると高額になりますが、介護者の負担を軽減する必要性がある場合は、介護施設などへの入所が適しているでしょう。

※1 **老老介護**
65歳以上の高齢者が65歳以上の高齢者を介護すること。

※2 **認認介護**
認知症の人が認知症の人を介護すること。

1人暮らしの自宅療養は難しい?

1人暮らしの高齢者について現時点では、要介護度が3になると持ち家での1

人暮らしは激減し、家族との同居、施設などへの入所、老人ホームなどへの転居が増加します。しかし私の知る限りでは、要介護3以上での自宅療養も少しずつ増しています。最も印象に残っているケースは、筋《きん》萎縮性《いしゅくせい》側索硬《そくさくこう》化症《かしょう》※3（ALS）をわずらっていた要介護5の60代女性です。すばらしい多職種連携によって、数時間ごとにだれかが訪問する体制ができていました。とはいえ、高度な医療を受けながらの1人暮らしです。自宅で療養して自宅で最期をむかえる覚悟に、凛《りん》としたものを感じました。

在宅医療を必要とする人々を支える看護職

病院完結型から地域完結型の医療にシフトチェンジしたことにともない、看護師の仕事は「病院看護」から「地域包括ケア」へと変わりつつあります。一昔前は、ほぼ100％の看護学生が病院に就職しましたが、地域包括ケアの中では、看護師が働く場も対象も多様です。訪問看護ステーションなどを起業する看護師も増えています。

そんな時代の流れを受けて名古屋市立大学では、「地域保健看護学研究室」の中で教えていた在宅看護学が、「在宅看護学研究室」として独立しました。「病気になれば病院に行き、病院で死ぬ」という時代から、住み慣れた地域でその人らしい療養生活をサポートする時代になりつつある今、看護師の働き方もますます広がっていくことでしょう。

※3 筋萎縮性側索硬化症
指定難病の1つ。体を動かすのに必要な筋肉がやせていき、力が失われていく病気。筋肉そのものの病気ではなく、筋肉を動かし運動をつかさどる神経の障害による。

生きることを支える訪問看護
～病気になっても自分らしく幸せに

看護学研究科　非常勤講師
みんなのかかりつけ訪問看護ステーション　代表取締役
藤野　泰平

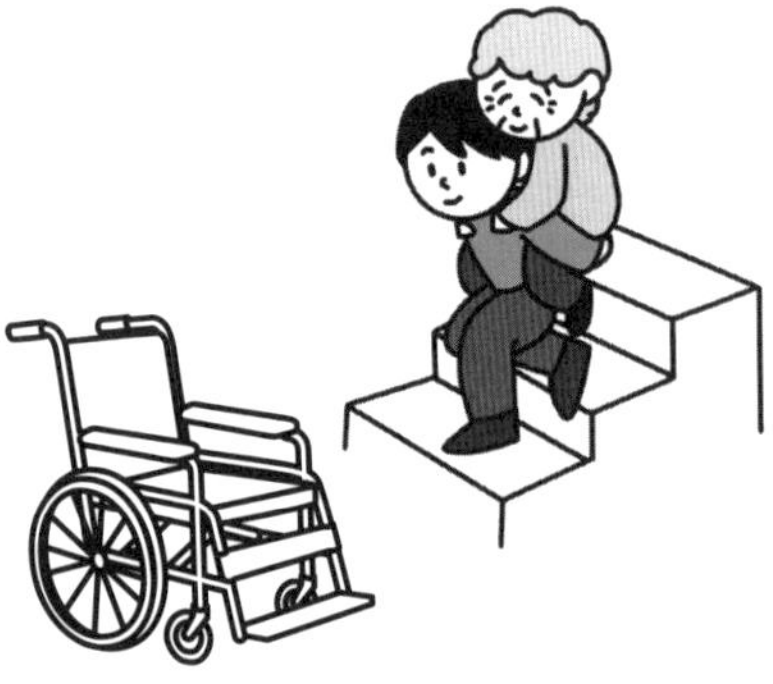

訪問看護師をご存知でしょうか。個人宅を訪問し、お住まいでの療養を支える専門の看護師で、その必要性は年々高まっています。

退院後の生活の悩みの声

急性期病院[※1]に入院できる期間は年々減ってきています（図表1）。昔のようにすべて完治してから退院するというより、少し治療が残っている、または状態は安定しているが医療者のサポートが必要という状態で退院することが増えています。訪問看護師が関わるのは、そうした場合が多いです。

そこで聞く声はさまざまです。たとえば、状態が急に悪くなったらどうしようか、介護が大変なのではないか、仕事やボランティアをしたいができるのか、趣味もしたいがもうだめだよね、あきらめるしかないよね、という声を多く聞きます。

そうした声の背景には、病気や障害になったことによって、生活がどうなるの

※1　**急性期病院**
症状が急に現れた時や病気になり始めの時期の患者の治療を24時間体制で行う病院。

か、今まで通りの生活ができるのか、家族に迷惑をかけたくない、という思いがあるのでしょう。

自分らしく暮らすためには、体を治すだけでは足りないこともある

このように退院後に不安がある方々に対して、訪問看護師は病気のよりよいコントロールを、地域の医師とともにサポートします。たとえば、糖尿病の薬の管理や、床ずれの処置を家族に代わり行うなどしています。また状態が急に悪くなることもある程度予測ができますので、それをもとに事前に説明をして、状態が変わることに備えます。また予期せぬ状態の変化があった場合も、昼夜を問わず訪問看護師に電話できるというしくみを使って、電話相談や臨時訪問を行い、対応します。こうしたサポート体制で、病気の不安はある程度減らすことができると感じています。

一方、気持ちに対するサポートは、病気をコントロールするだけでは足りないことがあります。病気や障害になって体が変わると、心も変わってしまいます。そうなると、今まで普通にできていた、やりたいことへの一歩をふみ出すのに大きな勇気が必要になってくることがあります。病気が治っているか、コントロールできているかだけではなくて、やりたいことができているかに焦点を当てて、伴走することが大切だと思っています。

図表1　病床の種類別に見た平均在院日数の年次推移（病院報告）

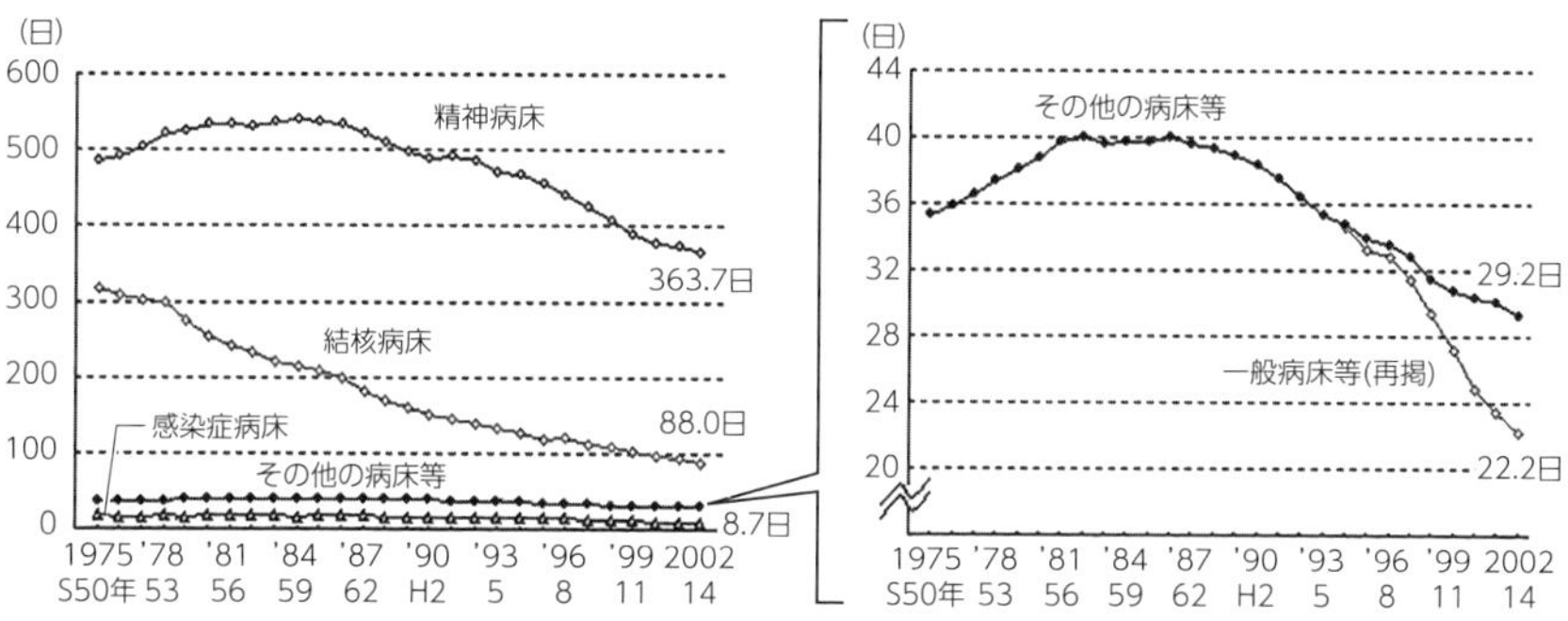

［出典:平成14年（2002）医療施設（静態・動態）調査・病院報告の概況（厚生労働省）］

訪問看護師は何をするのか

どのように伴走するかを、具体的にお伝えします。

1人目は、バーに行くのが趣味だったが歩くことができなくなった60代男性の方の話です。彼は、病気になって以降歩くことが難しく、症状は落ち着いているものの、できなくなったことが多くなり気落ちをしていました。リハビリに対しても前向きではないように見えました。彼に寄りそい話を聞くと、「友人が行っているバーに行きたい、ただそこは階段しかないから難しい」と話してくれました。

それを聞いて「いつか行けるといいですね」と話すのか、「いっしょに行きましょう」と話すのかで、その先の人生が大きく変わると思っています。私たちみんなのかかりつけ訪問看護ステーションの訪問看護師は、そういう場面でほとんどの場合、「いっしょに行きましょう」と話をします。それは、病気をコントロールすることだけが目的ではなくて、本人がやりたいと思うこと、幸せを感じられることに一歩ふみ出すことで、生きたいという気持ちが高まることを、看護師のケアの考え方として知っているからです。そのため、どうしたらできるのかをいっしょに考えて、できるように伴走します。

この方とも、車いすでバーまで行き、階段はスタッフで車いすと本人を別々にかついで、いっしょにバーに入店して時間を過ごしました。その時ご本人は今まで見たことがないような幸せな顔でした。その帰り道、彼から「友人がまた来てねと話している、しょうがない、また行ってやるか、次は歩いているところを見せたい」という話を聞きました。その翌日以降、訪問看護の時のリハビリへの前向きさは、バーに行く前とはまったくちがっていました。

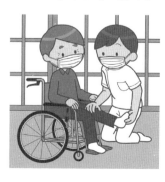

一歩をふみ出すことで、自分の中にある力を自覚してもらい、またふみ出した先にあるよろこびを感じてもらうことで、生きたいと思う気持ちがその方の内側から出てくるのだと思っています。この方も、病気を通じて友人関係が希薄になり、できないと思っていたバーに行くことを実現することで自分の人生をどう生きたいかに気づきました。そしてそれを達成するためにふみ出して、リハビリをどうすればいいのかを自ら決めました。すばらしいことです。

そういった一歩への伴走や、生きたいという気持ちが出てくるようなケアを、私たち訪問看護師は行っています。

病気になった後も、幸せにいっしょに生きている事例

2人目は、釣りが好きな高齢の男性が、片麻ひになったケースです。人生において釣りをすることがとても大切な時間であり、幸せであると感じていた方が、病気になり体の片側が麻ひになって動かなくなってしまいました。治療は落ち着いたので、退院しました。本人は釣りがしたいが、手が思うように動かず釣りができないというギャップにとてもつらい思いがありました。その時に私たちは、どうしたら釣りがもう一度できるかを本人といっしょに考えます。できない理由ではなくて、

片手が麻ひで動かなくてもできる方法はないのか、どのように釣竿を持てばいいのか、そういったことを、社内の理学療法士[※2]や、作業療法士[※3]といっしょに考えていきました。そうすることで、少しずつ釣りができそうな形に変えてきました。その時に彼から教えてもらったのは、「看護師やリハビリスタッフは、自分で服が着がえられるようにする、自分でトイレに行けるようにする、そういったことをやりましょうと言ってくる。それは、俺が幸せになるためにするのではなくて、失敗してつらい思いをしないためにするんだろ。俺が幸せを感じるのは、釣りをすることだ。そこを支えてくれてうれしい」ということでした。本人が自分でトイレに行けたり、着がえられたりできるようにすることも大切ですが、それだけではなくて、幸せになるために必要なことをするのはもっと大切なのです。両方ともを支えられるようにすることで、病気になっても幸せに生きるということにもつながるし、そういう人が増えれば、彼らを見て、病気になっても障害が残っていても自分の人生を自分らしく生きられると思える人が、増えるのではないかと思います。それはある意味で、社会が少しずつよい方向に行くことではないかと考えています。

最高の訪問看護ケアを広めたい

訪問看護師がどういうケアをしているかを少しお話ししました。私たちはこういったケアの技術を日々みがいています。そしてそのケアを、できるならば今ケアが届いてない方にも届けたいと思っています。

※2 理学療法士
けがや病気などで体が思うように動かない人に、立つ・歩く・座るなどの基本的動作能力の回復・維持を目的に、理学療法に基づいたリハビリテーションを行う専門職。理学療法とは、運動やマッサージ、電気、温熱その他物理的手段を通して、患者の筋力・関節など身体機能回復を目指すもの。

※3 作業療法士
日常で必要な食事・着がえ・字を書くなどの応用的動作能力や、就学・就労、地域活動への参加などの社会的適応能力を維持・改善し、その人らしい生活の回復を目的に、心の面もふくめてリハビリテーションを行う専門職。

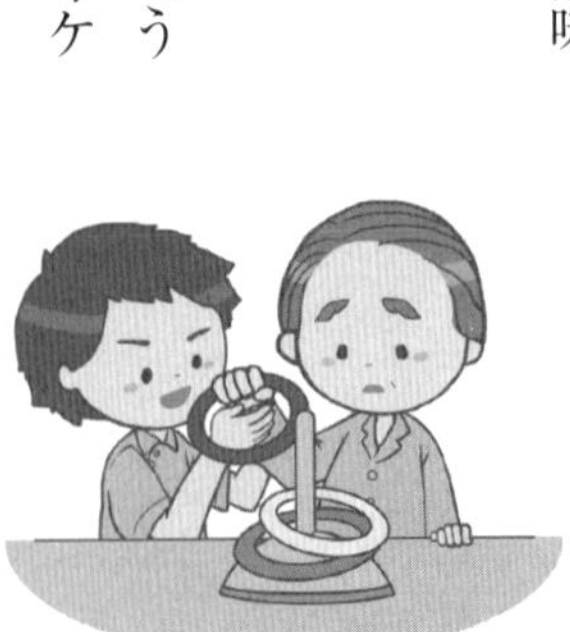

なぜなら退院する時に、医療処置などがあったり、自宅で自分らしく生きることが自分たちだけでは難しい場合に、訪問看護を使用して退院することがとても多くなっており、それは逆に、訪問看護がないと、自宅に帰りたくても自宅で過ごすことが難しく、病院や施設で生活しなければならない人が出てくる可能性が高いということだからです。

では、訪問看護師が勤務している訪問看護ステーションがない自治体（市区町村）はどのくらいあるでしょうか。２０１４年厚生労働省の調査によると、約30％の自治体に訪問看護ステーションがありません（図表２）。その後令和になってからの調査でも、約26％の自治体に訪問看護ステーションがありません。そういった地域では、自宅で過ごすことに少し制限がかかってしまうおそれがあります。

自宅で過ごしたい方や、自分らしく生きたい方の願いがかなえられるよう、私たちは日本のすみずみまで最高のケアを届けるために努力をしています。２０２３年９月時点で、全国10都府県27カ所で訪問看護ステーションを展開しています。今後も最高のケアをみがくことと、それを日本のすみずみに届けることをがんばっていきたいと思っています。

図表2　在宅医療資源がない市区町村の状況

○基礎自治体の3割には、自圏域内に、在宅療養支援診療所（在支診）の届出をした診療所がない
○同様に3割には、自圏域内に、訪問看護ステーションがない

在宅医療資源のない基礎自治体		計	市	町	村	23区
全自治体		1,741(100.0%)	789(100.0%)	745(100.0%)	184(100.0%)	23(100.0%)
在宅療養支援診療所	強化型がない自治体	1,123(64.5%)	325(41.2%)	631(84.7%)	167(90.8%)	0(0.0%)
	従来型がない自治体	560(32.2%)	65(8.2%)	353(47.4%)	142(77.2%)	0(0.0%)
	両方ない自治体	487(28.0%)	40(5.1%)	316(42.4%)	131(71.2%)	0(0.0%)
在宅療養支援病院	強化型がない自治体	1,438(82.6%)	553(70.1%)	698(93.7%)	183(99.5%)	4(17.4%)
	従来型がない自治体	1,505(86.4%)	594(75.3%)	712(95.6%)	182(98.9%)	17(73.9%)
	両方ない自治体	1,293(74.3%)	442(56.0%)	666(89.4%)	181(98.4%)	4(17.4%)
訪問看護ステーションがない自治体		517(29.7%)	14(1.8%)	344(46.2%)	159(86.4%)	0(0.0%)

［出典：厚生労働省 第1回全国在宅医療会議 在宅医療にかかる地域別データ集（https://www.mhlw.go.jp/stf/shingi2/0000129538.html）］

医療チームを調整する
～効果的に展開される治療体制に向けて

名古屋市立大学病院　精神看護専門看護師　川崎　友香

医療ドラマや漫画でよく目にするように、医療現場では医師や看護師をはじめとした、さまざまな職種が協力し合って患者さんやご家族の支援を行っています。各職種の専門性を組み合わせて治療にいかす医療チームの仕事についてご紹介します。

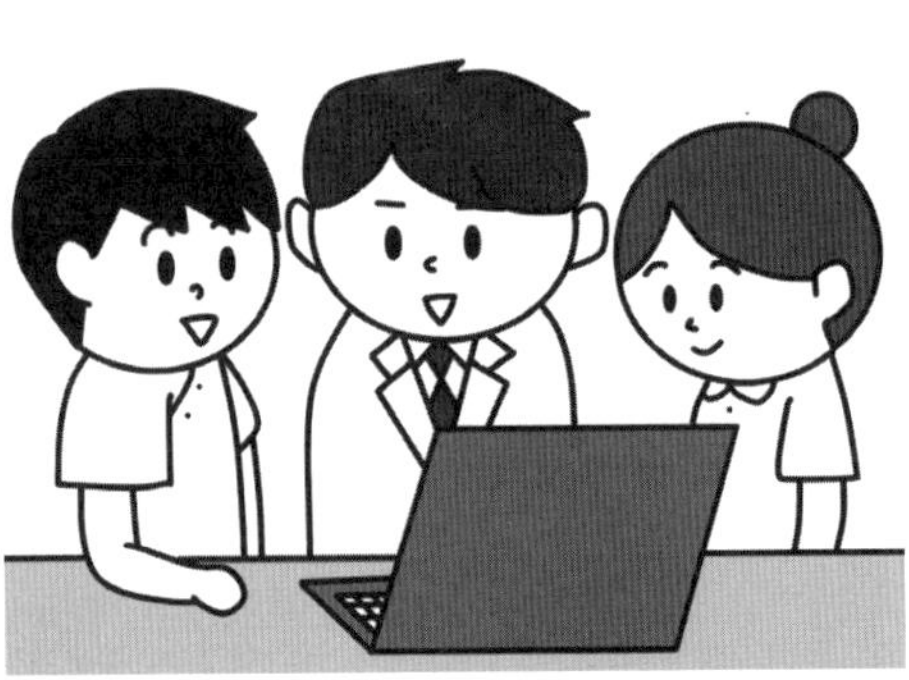

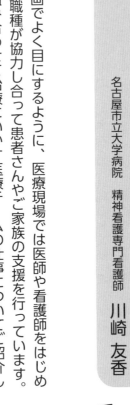

なぜチーム医療が必要か

医療従事者には医師や看護師のほかに、薬の情報提供や調剤などを行う薬剤師、採血や心電図など検査の実施やデータの提供を行う臨床検査技師、栄養管理に関わる管理栄養士など、さまざまな職種があり、医療に関する国家資格だけでも20種類以上あります。

そのような多職種が働く医療現場では、チーム医療が推進されてきました。チーム医療とは、さまざまな医療スタッフが専門性を生かし、業務分担しつつお互いに連携し、患者さんに適した医療を提供することです。チーム医療が必要とされる背景には、より安全で質の高い医療が効率よく提供されるように、医療ニーズが変化していったことにあります。医療の高度化や在院日数の短縮（図表1）、患者さんとご家族のかかえる複雑な問題にも対応するために、医療者の専門的技術や知識の向上だけでなく、各職種が連携しあうことが必須となってきています。

専門家が集まる医療チーム

では、医療現場ではどのようなチームがあるでしょうか。そもそも外来や病棟では、患者さんやご家族を中心として、主治医や担当看護師、その他治療に関わる医療従事者がチームとして治療を行っていますが、そのほかにも、ある分野に特化した医療チームがあり、病棟や外来のチームメンバーを支援しています。

チームの有無や名称、活動内容は病院によってちがいます。実例としては院内の感染症対策の中心となる感染対策チーム、患者さんの苦痛の緩和を目的とした緩和ケアチーム、認知症患者さんの支援を行う認知症ケアチーム、患者さんの適切な栄養管理を行う栄養サポートチーム、※1褥瘡《じょくそう》の予防や治療の支援を行う褥瘡対策チーム、手術を受ける患者さんの支援を行う周術期管理チーム、などがあります。

どのような活動をしているかを、私が所属するリエゾンチームを例にご紹介します。「リエゾン」とは連携やつなぐなどの意味を持ち、入院患者さんの不眠や

図表1　病院の平均在院日数の推移

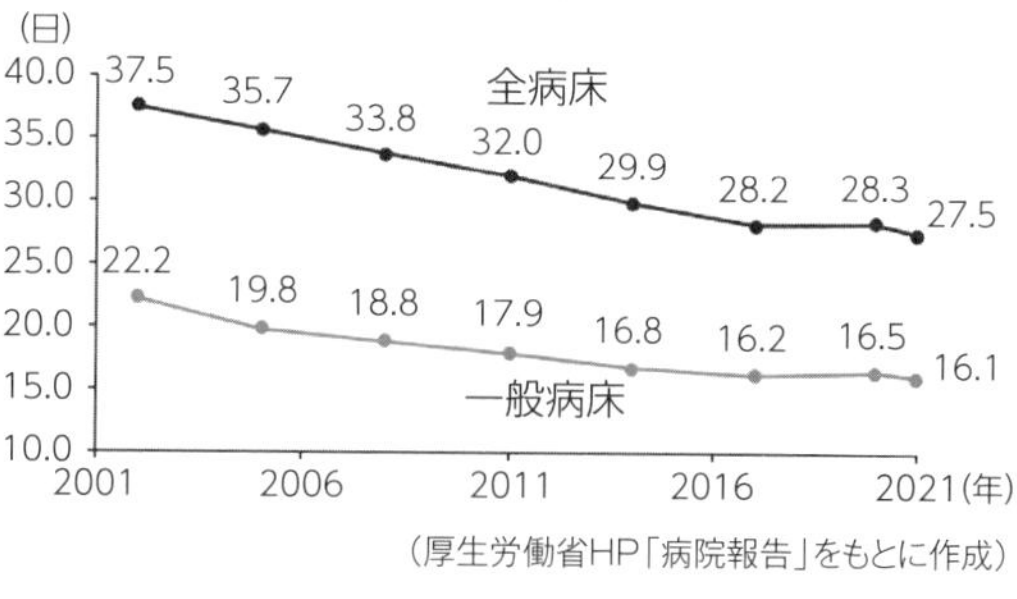

（厚生労働省HP「病院報告」をもとに作成）

※1 **褥瘡**　長時間圧迫された場所の血流が悪くなってできる皮ふの傷やただれなどのこと。長時間同じ体勢で過ごすことなどが原因とされ、一般的には「床ずれ」といわれる。

不安、せん妄[※2]など、お気持ちのつらさに対して支援を行っています。当院のリエゾンチームメンバーは精神科医師、精神科認定看護師[※3]・精神看護専門看護師、作業療法士で（図表2）、それぞれの役割は以下の通りです。

精神科医：精神状態の評価、薬の処方、お話を通じての精神的な治療
看護師：病棟生活における過ごし方の工夫や、ご家族の支援など
作業療法士：体や脳の機能の維持・改善のためのリハビリを行う

また、相談から対応までの流れは以下の通りです（図表3）。

①依頼者（主治医や担当看護師など）から、患者さんやご家族がかかえる精神的な問題に関して相談を受ける
②患者さん、ご家族、病棟主治医や看護師などから情報を得て、問題を明確にする
③チームメンバー内で情報を共有し、目標や支援計画や役割分担について検討する
④病棟スタッフと協力しながら、各チームメンバーが患者さんやご家族の支援を行う
⑤依頼者とチームメンバーで問題が改善しているか、支援方法を変える必要があるか、などを評価し、必要に応じてフォローアップを行う

看護師はチーム医療のキーパーソン

医療現場にあらゆる専門職がいると多方面から支援が行えますが、その分医療者間のスムーズな連携が必要となります。1人の患者さんの支援を複数の人が行

※2　**せん妄**
体の病気や治療の影響によって、脳の機能に不調をきたし、気持ちや行動が混乱すること。

※3　**認定看護師・専門看護師**
特定の分野において専門性の高い看護実践能力があると認められた看護師。資格は専門領域の教育を修め、認定審査に合格して取得できる。

図表2　名古屋市立大学病院リエゾンチームの構成

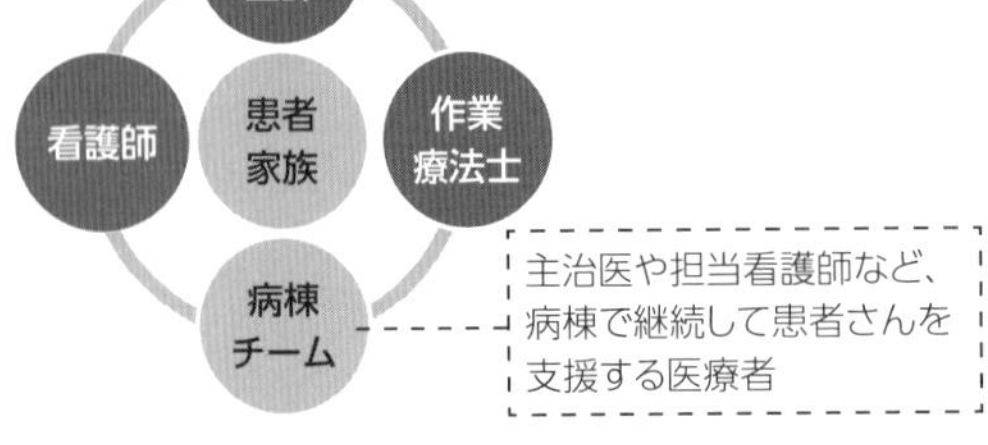
精神科医師
看護師
患者
家族
作業療法士
病棟チーム
主治医や担当看護師など、病棟で継続して患者さんを支援する医療者

うと、医療者間で意見の対立もありますし、役割分担がうまくいかないと、支援が不足したり過剰になったりします。たとえば「患者さんが夜に眠れず、昼に眠くなってしまう」という問題に対しては、薬に関しては医師しか処方できませんが、夜に眠りやすくなるような生活の工夫については、医師や看護師、作業療法士のだれからもアプローチできます。それぞれの支援方法があるため、チーム内での連携ができていないと、患者さんがさまざまな支援を一度に受けてしまい混乱しますし、どの方法がよく効いているか、わからなくなってしまうかもしれません。

チームメンバーが連携するためには、だれかが中心となりチームを調整する役割を担う必要があります。どの職種が、と決まっているわけではないのですが、看護師は「チーム医療のキーパーソン」といわれており、チームを調整する役割を担うことが多いです。というのも、看護師が行う業務は診療の補助から日常生活の支援まで幅広く、患者さんを全人的※4に考えていることや、1人の患者さんに接する時間が多く情報が得やすいこと、また、それにより他職種と接する機会が多いことなどから、看護師が医療チーム内のメンバーをつなぐ役割を担いやすいといえます。

どのように医療チームの調整をするか

ではどのように調整すれば、医療チームの持つ力を生かせるでしょうか。まず

図表3　相談から対応までの流れ

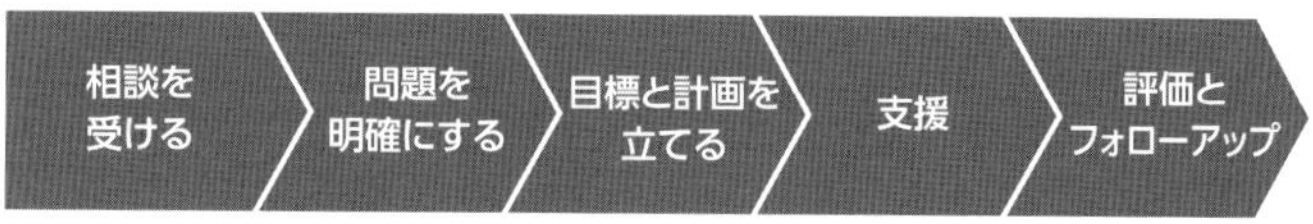

相談を受ける
問題を明確にする
目標と計画を立てる
支援
評価とフォローアップ

※4 **全人的**
人間を、身体や精神面など一側面だけでなく、心理や社会的側面などもふくめた総合的な観点からとらえるさま。

チーム内で、問題と目標を共有する必要があります。問題を整理し、目標を立てるために情報を集めていきますが、ほしい情報について一番よく知っている人から聞いていきます。たとえば、患者さんのつらさやご自身がどうしたいかなどのお気持ちは患者さんから、病気や治療に関することは主治医から、症状が日々の生活にあたえている影響に関しては看護師から聞くとよくわかります。また、問題に対してどうなったらよいのか、という目標については、患者さんもふくめたチームメンバー全員が合意し、理解している必要があります。コミュニケーション不足によりメンバーがそれぞれちがった目標を立ててしまうことがないよう、問題を理解し目標を考える場を整え、全員が目標に合意し、理解できているかを確認していきます。

次に、チームメンバーの役割に応じた業務分担を適切に行う必要があります。チームメンバー個々の役割を理解し、強みを生かし弱みを補完できるような役割分担がなされているか、確認します。また、だれがどのような支援を行っているのかを把握し、全体的に見て支援に過不足がないかマネジメントしていきます。医療チームにおいて、看護師は調整役以外にも役割があり、患者さんに寄りそい全人的に観察・分析した情報をチームメンバーへ伝えたり、患者さんの日々の生活を支援したり、診療の補助などをします。自分の立場や役割を理解し、看護師の行えることを他者に伝え、また、弱みの補完、すなわち看護師が支援を得たいことも同時に伝えていくことで、多職種で介入する利点を生かすことができます。

最後に、患者さんと医療者や、医療者間の橋渡しをする必要があります。たと

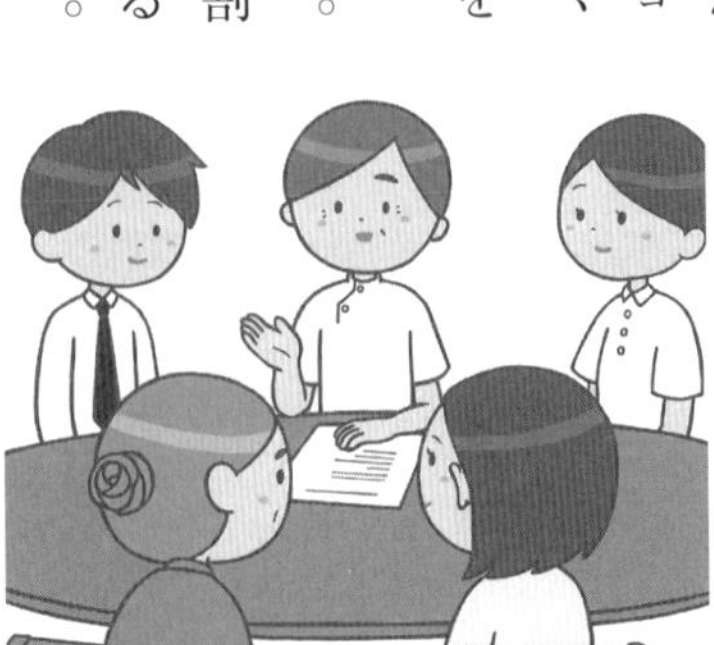

えば、患者さんやご家族の考えや気持ちを聞き医師に伝えたり、逆に医師からの説明が理解されているか確認し、わかりにくい部分や誤解が生じていることがあれば間に入ったりして人々をつなぐことで、チームが一丸となれるようにします。

実際の医療チームの調整について、事例で見てみよう

患者さんが夜眠れておらずどのように支援したらよいか、病棟看護師よりリエゾンチームに相談が来たという事例を用いて、具体的なチーム看護師の動きを説明していきます。

①問題を明確にする

電子カルテや対象者から必要な情報を収集し、問題を整理します。患者さんのお体の状態や、薬剤など行われている治療、睡眠状況や日中の活動状況、その他困っていることなどを確認していきます。眠れない理由として、病気に対する不安や、気分がしずみ体を動かす時間が少ないこと、長時間昼寝をしていることが考えられました。現状を整理し、現在の一番の問題としては病気に対する不安が強いことで、それにより夜に眠れない、日中の活動が進まないなど、日常生活に影響が出ていると推測されました。

②問題と目標の共有

ほかのリエゾンチームメンバーを集め、患者さんの状況や問題について情報を伝えます。また、不安や気分のしずみに対して、精神状態の評価や薬による治療

が必要か、などの判断を求め、チーム医師に診察を依頼しました。診察の結果、薬は睡眠薬だけ、それ以外は薬を用いない不安の対処が優先される状態であるという意見が得られました。チーム内で話し合い、不安が軽減し夜に眠れることが目標と決定されました。

③役割分担

支援についてだれがいつどのようにするか、それぞれに聞きながら決めます。精神状態の評価や睡眠薬の処方と、それらを患者さんへ説明することについては医師が、患者さんに不安や心配なことに関してお話を聞き、対処方法を一緒に考えること、おすすめできる睡眠環境の説明については看護師が、気分の落ちこみが改善してきたら日中の活動を増やすようにする支援は作業療法士が、それぞれ行うこととなりました。

④病棟との共有

リエゾンチーム看護師から、患者さんと主治医、病棟看護師へ、目標や支援方法を提案し、合意も得ました。また、患者さんと不安の軽減のためには、病気について正しい知識を得ることや、不安が強くなった時に話を聞いてもらうことがよいのではないかと話し合い、病気について患者さんが疑問に感じていることを主治医へ伝え説明してもらえるよう調整し、病棟看護師へは不安な気持ちを聞いてもらうことを提案しました。

⑤評価とフォローアップ

1週間ほど支援を続けると、「病気についてわからないことを聞かずにいたた

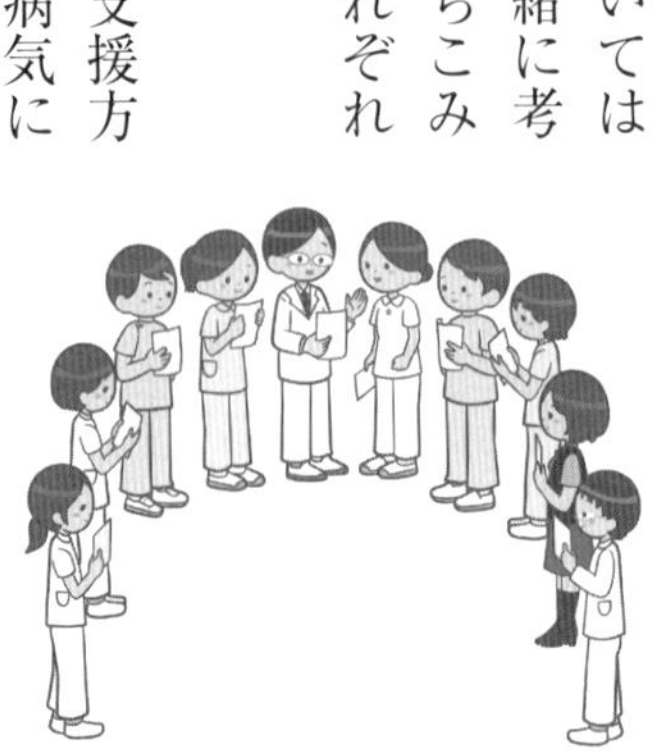

め、こわく思っていた。わからないことを聞くことで、過剰に心配している部分がなくなって、不安が減った」と患者さんから聞かれるようになりました。また、夜間睡眠薬を使ってしっかり眠り、日中に活動が増えていくことで昼夜のメリハリがつき、徐々に睡眠薬を使用しなくても夜間眠れるようになりました。改善したため、病棟主治医や看護師で引き続き不安なことがないか聞き、あれば対応していくこととし、リエゾンチームは終診としました。

チームの成熟のために

チームメンバーとしての役割を発揮するには、自分の専門分野の能力をのばしたり、相手の役割や立場を理解したりといった教育が必要となります。また、双方向のコミュニケーションを意識して行うことで、相手の立場や役割が理解しやすくなります。患者さん、ご家族の希望に合わせた支援を行いたいという考えはどの職種も同じであるため、チームメンバーの1人として、よりチームの力が発揮できるよう日々努力していきたいと思っています。

感染を予防する看護師と看護技術

看護学研究科感染予防看護学　准教授　安岡　砂織

新型コロナウイルス感染症は、世界中で猛威をふるい人類に脅威をあたえた感染症史に残るパンデミック（世界流行）でした。人々は密閉・密集・密接の3密を避け、手指消毒や手洗いを行い、マスク装着を徹底し予防に努め、免疫獲得のために予防接種を行いました。ここでは、感染を予防する看護師と看護技術についてお話しします。

ナイチンゲールと感染予防

みなさんはフローレンス・ナイチンゲール※1を知っていますか。名前は聞いたことがあるけれど、具体的にどんなことをしたのかはよく知らないという人も多いのではないでしょうか。ナイチンゲールは、現代看護の創始者といわれ、「看護であること」「看護でないこと」、つまり看護の本質を最初に発見した人なのです。90年の生涯で多くの書物を執筆し、その代表作「看護覚え書：Notes on Nursing」

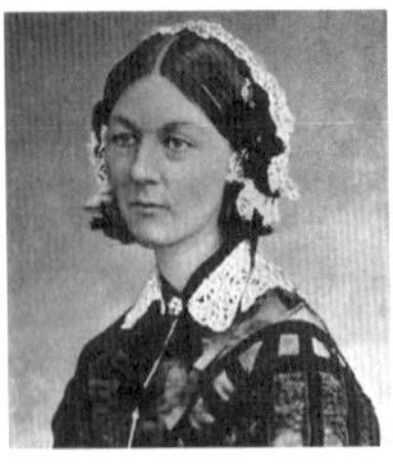

ナイチンゲール
1850 年ころ
H. Lenthall, London

※1　フローレンス・ナイチンゲール
1820年5月12日生まれ～1910年8月13日没、イギリスの看護師、看護教育学者、統計学者。

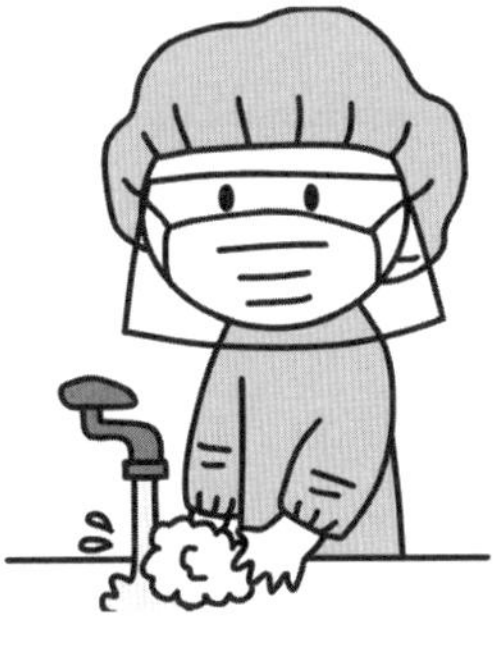

（1860年）で、「看護として感染を予防する目的や方法」について述べています。「真の看護が感染ということを問題にするのは、ただ感染を予防するという点においてのみである。患者に絶えず注意を注ぎながら、清潔を保ち、開け放した窓から新鮮な空気を取り入れること、それが唯一の防御策であり、真の看護師はそれを人びとのために求め、また自らもそれを守る」と書かれています。

ナイチンゲールは、クリミア戦争（1853〜56年）での看護団の総括《そうかつ》責任者として、戦場での傷病者を収容し治療する病院で看護に従事、その経験から、看護でなすべきことは感染の予防であるとしました。患者を常に観察し、身の回りや体の清潔を保ち、換気を行うことが唯一の感染予防策であり、感染予防は患者と看護師の両方を守るために大切だと解釈できます。続けて「思慮深く心をこめて患者を管理することこそが、感染に対する最良の防護手段なのである」とも書いています。これは患者のことを注意深く考え（アセスメント）、心をこめて管理（ケア）することが、感染に対する最もよい予防方法なのだと解釈できます。

ナイチンゲール時代の感染予防策は現代にも通じる

前文においてナイチンゲールは、換気の重要性を述べています。これは、今回の新型コロナウイルス感染症の予防策としても提唱され、現代の感染予防にも通じることであると容易に理解できるのではないでしょうか。このように、現代にも通用する予防策として、ナイチンゲールは、「看護師は自分の手を洗うこと。しかも1日に何回も洗うこと。同時に洗顔も行えば、さらによい」と、手洗いを換気と等しく重要な看護の基本と述べています。感染予防策の1つとして、流水での手洗いや手指消毒といった手指衛生の重要性は、米国疾病予防管理センター（CDC）や世界保健機構（WHO）のガイドラインで提唱されています。2002年にCDCは、医療現場における手指衛生のためのCDCガイドラインを発表し、「患者や医療スタッフへの病原微生物[※2]の伝播を減少させるためには、手指衛生が基本となる」としています。また、09年にWHOは医療における手指衛生についてのガイドラインを発表し、「病原体の伝播には医療従事者の手指が大きな役割を果たしているので手指衛生は重要な感染対策である」とやはり手指衛生の重要性をうったえています。そして、手指衛生が必要な5つのタイミングとして、①患者にふれる前、②清潔／無菌操作の前、③血液／体液にふれた後、④患者にふれた後、⑤患者周辺の環境にふれた後としています（図表1）。ナイチンゲールが書物で1日に何度も手洗いをすることをすすめているのは、看護師自身を病原微生物から守るため、あるいは看護師を介して患者へ病原微生物を移動させないためではないでしょうか。さらに、鼻や口や目が病原微生物の侵入門戸[※3]となるため、洗顔もすすめたのではないでしょうか。現代では、マスクやゴーグルが鼻・口・目を守る防護具であり、適切な使用で感染を予防できるでしょう。

※2 病原微生物
寄生虫、真菌、細菌、ウイルスなどの微生物の中で、ヒト、動物、植物に感染して病気を引き起こすもの。

図表1　WHO手指衛生の5つのタイミング

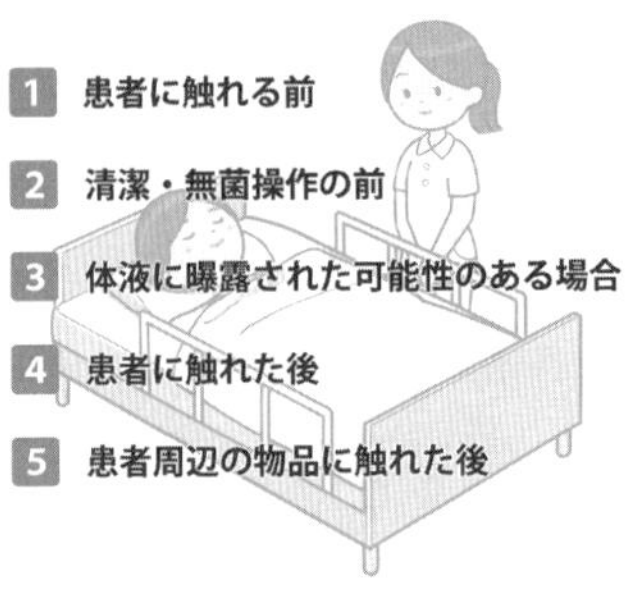

※3 侵入門戸
病原微生物が侵入する部位のこと。

日々行う看護師の観察技術が感染を予防する

入院中の患者さんに対して看護師は、感染を予防するケアを行っています。どの程度の感染リスクがあるのかをアセスメント（査定）し、目の前の患者さんの観察をします。たとえば、体の表面は皮ふでおおわれており、表面が酸性に保たれていることで細菌の侵入や増殖を防いでいます。この皮ふのバリアが障害されるとその部位が病原微生物の侵入門戸となり、感染を起こすことにつながるからです。よって、看護師は、患者さんの体に点滴やドレーンなどが留置していないか、手術創がないか、皮ふをかきむしっていないかなどを観察しているのです。

腎臓の機能が障害された患者さんの治療では、患者さんの首のあたりや足の付け根あたりに専用のカテーテルを留置して血液透析療法を行うことがあります。カテーテルの留置部の観察では、視覚により皮ふの赤みや出血の有無、触覚による皮ふのかきむしりやむくみの有無、嗅覚《きゅうかく》によるうみのにおいの有無などで確認していました。看護は観察から始まるといわれるように、五感※4を駆使する観察という行為は、看護師が身につけておくべき重要な看護技術で、その実践能力が感染予防につながります。感染予防の技術というと、療養環境の衛生保持や消毒・滅菌法などの感染防止技術をイメージするかもしれませんが、観察技術は感染予防の技術にも通じる看護の基本となることを強調したいと思います。

※4 五感
身体の目・耳・鼻・口・皮ふの5つの器官で感じる、視覚・聴覚・嗅覚・味覚・触覚のこと。

感染予防に関わるスペシャリスト

医療・看護の現場では高度化と専門分化が進んでいます。看護分野でも、高水準の看護を実践できる認定看護師や、高水準の看護を効率よく行う技術と知識を深め卓越した看護を実践できる専門看護師というスペシャリストがいることをご存じですか。２００１年に感染管理認定看護師、06年には感染症看護専門看護師が誕生しました。当然ながらスペシャリストになるためには、一定の条件があります。

【感染管理認定看護師】

５年以上の看護師実践経験を持ち、日本看護協会が定める６００時間以上の認定看護師教育を修め、認定看護師認定審査に合格することで取得できる資格です。19年２月から新課程の教育（特定行為研修）が始まり、感染管理分野において、個人、家族および集団に対して、医療関連感染予防のための高度な管理力および高い臨床推論力※5と病態判断力にもとづき、熟練した看護技術および知識を用いて水準の高い看護を実践する能力が育成されるよう規程変更されています。疫《えき》学的※6なアプローチを用いて、患者・家族によりよい看護を提供できるよう役割を果たし、看護の質の向上に努めています。22年時点で登録者数は３３１２名（旧課程３０４９名、新課程２６３名）で、おもに病院で活動しています。

【感染症看護専門看護師】

看護系大学院修士課程修了者で日本看護系大学協議会が定める専門看護師教育

※5 **臨床推論力**
診療の現場で、知識や経験にもとづいて病気や患者の状態の解釈や分析を行い理解し、適切な処置を行う能力。

※6 **疫学**
特定の人間集団を対象として、病気の発生原因や分布、流行状態、予防などを研究する学問。

課程基準の所定の単位（総計26単位または38単位）を取得していること、実務が通算5年以上あり、うち3年間以上は専門看護分野の実務であること、専門看護師認定審査に合格することで取得できる資格です。具体的には、患者・家族に起きている問題を総合的にとらえて判断する力と広い視野を持って、専門性を発揮しながら役割を果たし、施設全体や地域の看護の質の向上に努めます。23年3月時点で登録者数は97名です。

いずれも5年ごとに資格更新があり、より高水準の看護実践が継続できるようになっています。昨今の新型コロナウイルス感染症まんえん時の医療・看護の現場で、患者さんや看護師、医療従事者の感染予防を第一線で担い、患者さんやそのご家族、医療従事者の安心や安全に貢献したことはいうまでもないでしょう。

ナイチンゲールを目指すあなたへ

看護界では「看護は実践の科学」といわれています。看護学に研究が必要であることを教えてくれたのは、ナイチンゲールです。彼女は、クリミア戦争期の陸軍病院で献身的な看護を実践しただけでなく、病院管理の改良と医療体制の改革を行い、医療統計データをもとに死亡率の算出や衛生統計に関する研究を行って報告書として残しました。激動するこの時代においてはさらに、優れた看護実践者を教育者・研究者に育成することが必須と考えています。水準の高い看護の質を保証することにつながる教育者や研究者を目指してみませんか。

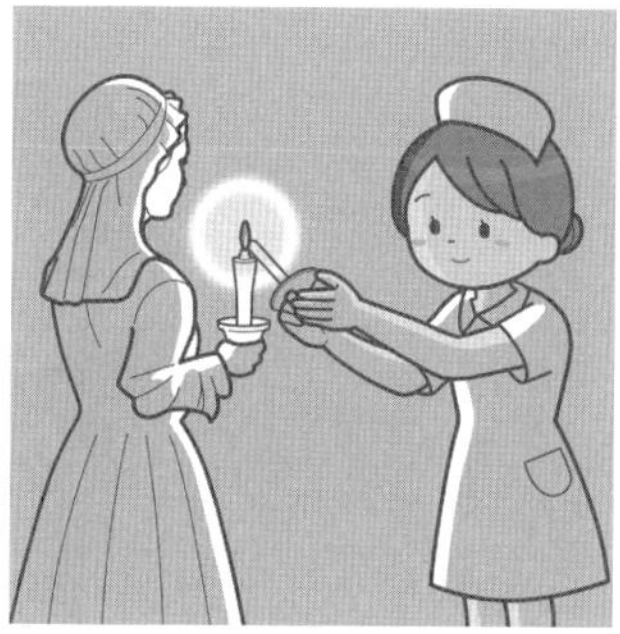

可能性にあふれる看護職として生きる道
～アメリカ看護師就労体験記

看護学研究科　研究員　吉野 亜沙子

私は日本で看護師と保健師の資格を取り3年間看護師として働いた後、念願だったアメリカ留学へ飛び立ちました。アメリカの正看護師資格を取り、医療施設で働いた経験を生かし、今は家族と海外で暮らしながら、日本の大学院で国際保健看護領域の研究をしています。看護職の持つさまざまな可能性についてお話しします。

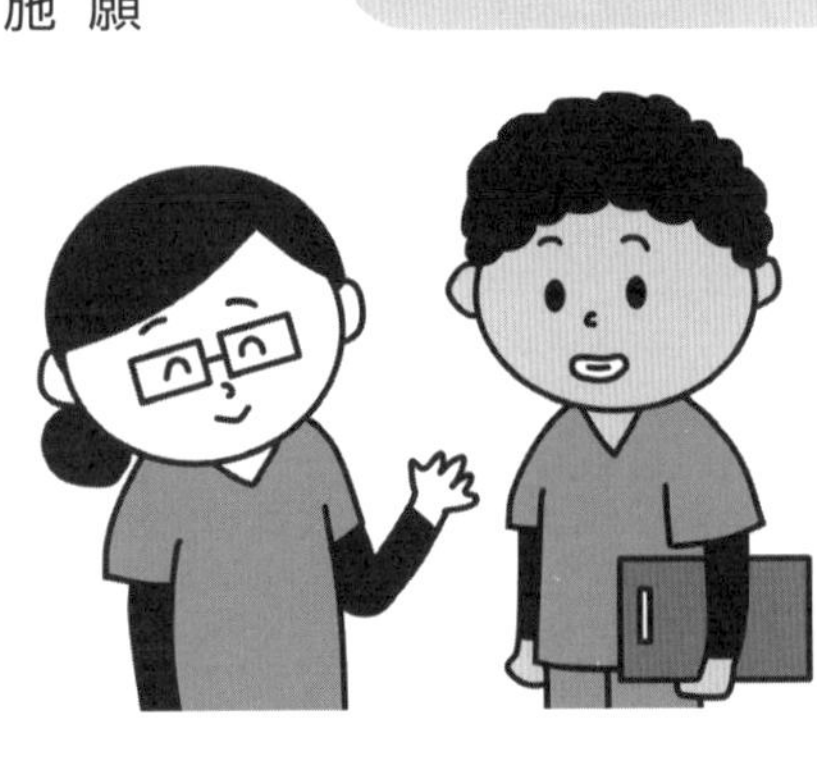

アメリカ看護留学のきっかけ

高校1年の夏休みに、浜松市が主催するホームステイプログラムに参加し、カナダのビクトリア市に3週間ホームステイしました。初めて西洋文化に触れ、日本とは異なる景色、街並み、文化、習慣など、すべてが新鮮で刺激的でした。いつかは海外で生活してみたい、留学してみたいと強く思いました。

しかし、その後もしばらく留学に行くきっかけがないまま、四年制大学の看護学部に入学しました。ある講義で、アメリカには処方権を持つ看護資格があることを知りました。今から約20年前の２００３年ごろです。「ナースプラクティショナー（ＮＰ）」というその看護資格は、日本では「診療看護師」※1と呼ばれ、08年から大学院修士課程で養成教育が開始されたので、私がその話を聞いた時はまだ日本には存在しませんでした。当時は、国際保健活動や災害救助活動として海外の国々で働く看護師についてはよく耳にしていましたが、先進国における日本にはまだない看護活動についての話を聞く機会はめったになかったため、その話を聞けたことは、とてもラッキーでした。その話をきっかけに、アメリカでの看護師の活動の幅の広さや、その可能性に興味がわき、「とりあえず日本で看護師の経験を積み、その間に留学資金をためて、３年後にはアメリカに看護留学に行くぞ！」とかたく心に誓いました。そして、09年に実際にその夢をかなえたのでした。

アメリカの看護師にはいろいろある！ 長い長い道のり

調べていくうちに、アメリカには処方権を持つ看護師のほかに、麻酔をかけられる看護師や、カウンセリングを行う看護師もいることを知りました。このような看護師を日本語では上級実践看護師、英語ではアドバンスド・プラクティス・レジスタード・ナース（ＡＰＲＮ）といいます。ちなみに助産師もアメリカでは、このＡＰＲＮにふくまれます。この上級実践看護師は、正看護師資格取得後、数年間の実務経験を積んだ後、大学院のＡＰＲＮ取得プログラムを終える必要があ

※1 診療看護師
大学院修士課程において、医学の知識と初期医療に関する実践を修了した看護師のこと。医師の指示や手順書（指示書）のもと、一定の範囲内の診療行為（特定行為）が可能。２０２３年時点、約７６０名が診療看護師として活躍している。２０２４年４月、名古屋市立大学大学院に全国で初めて医学研究科に診療看護師コースを設置する。

ります。そしてＡＰＲＮ免許取得のための州立試験に合格しなくてはなりません。私の場合は、アメリカへ飛んだ時には、まだアメリカの正看護師資格を持っていなかったので、まずはそこからスタートしなくてはいけませんでした。

アメリカの正看護師資格を得るためには、正看護師国家試験に合格しなくてはなりません。私のような日本の正看護師資格を持った留学生（アメリカではなく日本の教育機関の看護課程を終えて日本の正看護師免許を持っている人）の場合は、日本の教育機関で取得した単位や成績が、アメリカの各州の求める看護職の基準に達しているかを審査してもらう必要がありました。この審査に合格すれば、正看護師国家試験を受けられます。

アメリカの正看護師国家試験を受けるにあたり、日本の病院で働いた経験がとても役立ちました。試験問題は日本の国家試験よりも臨床に近い出題が多く、ある症状で受診した患者の疾患を予測し、それを確かめるための質問を選ぶような問題もありました。そのような臨床経験に直につながる問題は、まずまずスムーズに回答できました。しかし、国家試験はすべて英語です。私は記憶力が悪いので、医療英単語や熟語、薬剤名を覚えるために多くの時間をかけました。

日本ではまだ知られていなかったフォレンジック看護[※2]

大変な苦労を乗り越えて、なんとか正看護師国家試験に合格したタイミングで、フォレンジック看護師認可プログラムという9カ月間のプログラムに参加するこ

※2　フォレンジック看護
「司法看護」「法看護」とも呼ばれる。

とにしました。

なぜ看護師国家試験に合格したのに就職しないのだろうと、不思議に思う人がいるかもしれません。答えは簡単、「国家試験に合格しただけでは働けない」のです。なぜなら働く許可を持っていないからです。あくまでも私は、留学生としてアメリカに住んでいました。アメリカでは留学生は基本的には働くことが許されません。では、働く許可を得るにはどうしたらよいでしょうか。就労ビザ（働くことを目的としたビザ）を取得するのが理想的です。しかし、就労ビザを得るためには、雇用先の助けがないとビザ申請ができません。就労ビザの申請には何十万円というお金がかかります。就労先を探しても、働くための許可を持っていなければ、雇ってくれるところはまったくありませんでした。だれも何十万円も支払いたくないのです。とても困りました。

そんな時、同じ状況にある友人が、解決策を教えてくれました。それは「9カ月間のプログラムに参加すること」でした。アメリカには、オプショナル・プラクティカル・トレーニング（OPT）という、学生ビザで9カ月以上の認可プログラムや学位取得コースで勉強した学生が、学んだことを生かしてアメリカで働くことできるシステムがあります。私はこのOPTによる労働許可を得てアメリカで働くことを念頭に、10年に先に述べた「フォレンジック看護師認可プログラム」に参加しました（図表1）。OPT制度を利用できる認可プログラムはほかにもありましたが、フォレンジック看護師認可プログラムは、当時の日本ではまだあまり認知されていない看護領域でしたので、学んでみたいと思い選びました。

図表1　カリフォルニア州リバーサイド郡保安官事務所

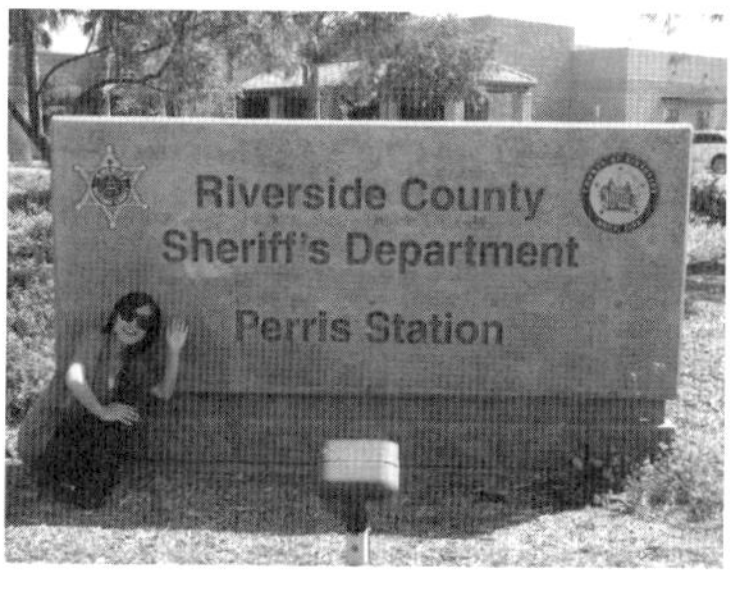

フォレンジック看護師認可プログラムの実習で訪れた

フォレンジック看護とは、日本フォレンジック看護学会によると、暴力と虐待の被害者と加害者への特別なケアをさします。フォレンジック看護のなかに「性暴力被害者支援看護職（SANE）」という、性暴力被害者の面談からアセスメント、証拠採取、適切なケアを行い多職種と連携する看護師の認定もあります。日本ではSANEの養成研修が2000年に始まり、11年から大学院でフォレンジック看護教育が始まり、14年3月に日本フォレンジック看護学会が発足しました。このように、フォレンジック看護はまだまだ新しい分野です。私がこのプログラムで得た知見は、今、研究者として学んでいる国際保健看護の理解を深めるのに役立っています。

アメリカ正看護師の実態は?!

看護師国家資格はカリフォルニア州に登録したのですが、OPTの期間が始まるタイミングでニューヨーク州に移しました。看護師免許登録の移動は手続きもさほど難しくなく、約1カ月で完了しました。そして、とてもラッキーなことに、マンハッタンにある内視鏡専門クリニックで雇ってもらえることになりました（図表2）。

クリニックでの仕事は午前7時～午後1時までで、お昼休みもしっかりありました。仕事内容は、日本とほとんど変わらず、内視鏡検査前に必要な物品を準備し、患者さんの症状や既往歴、内服薬の確認をしました。内視鏡検査は前夜から飲食

図表2　マンハッタンにある内視鏡専門クリニック

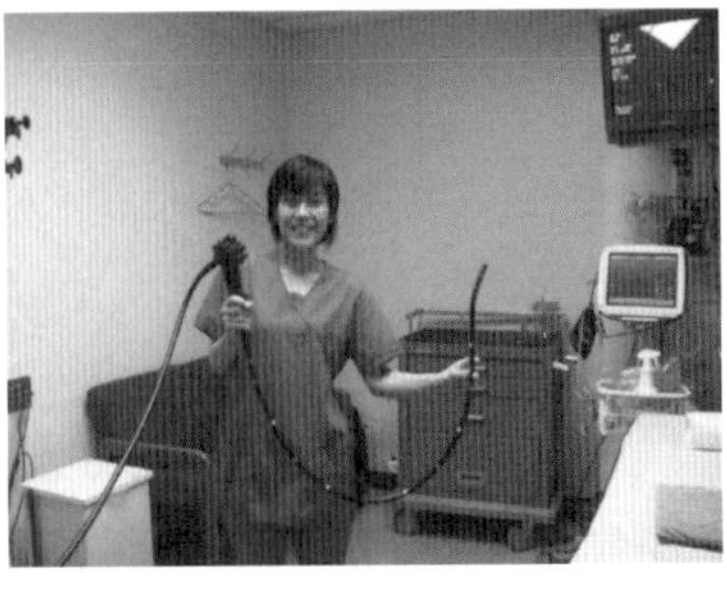

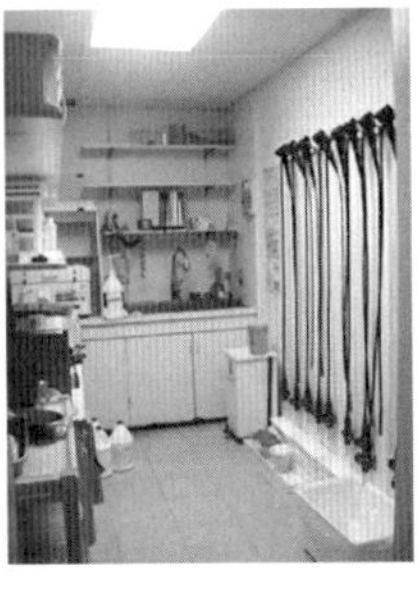

ができないので、その前処置とお通じの状態の確認もしました。内視鏡検査中は全身麻酔をかけるため、妊娠可能年齢の女性患者さんには妊娠検査も行いました。ほかにも、検査についてのインフォームドコンセントや同意書を取ったり、検査結果を書いて印刷したり、健康診断のための視力・聴力検査、眼圧検査、レントゲン撮影、結果報告書を作ったりもしました。「全部英語でしょ？すごく大変だったんじゃない？」とよく聞かれますが、仕事内容自体は慣れてしまえば簡単でしたし、普段仕事で使う英語はある程度は決まっていましたので、看護師国家試験対策のほうが、よっぽど難しかったです。

仕事内容はそれほど日本とのちがいを感じませんでしたが、働く環境は大きくちがいました。まず、スタッフのみんなの出身国がバラバラです。クリニックのスタッフは医師が3人（日本、アメリカ、台湾）、看護師2人（日本）、准看護師1人（日本人の親に生まれたアメリカ育ち）、事務長1人（日本）、アシスタント1人（中国）、受付スタッフ5人（アメリカ1人、日本3人、フィリピン1人、プエルトリコ1人）、麻酔科医1人（エジプト）、麻酔科アシスタント1人（プエルトリコ）、洗浄係1人（南米出身）ということで、みんな育った環境や考え方がちがっていて、個性があふれていました。その中で働くのは大変なこともありましたが、楽しかったこと、居心地がよかったことのほうが大きく、毎日私らしく生き生きと働くことができました。

経験を今に活かし、今後に活かす生き方につながる

16年に名古屋市立大学大学院の国際保健看護領域に入学しました。大学院では「日本で生活する外国籍住民の保健医療アクセス」について学びました。これは、アメリカ生活の中で看護師として働いていながらおかしな話なのですが、なかなか保健医療にアクセスできなかったことからヒントを得ました。17年から2年間は名古屋市の非常勤保健師として、外国人の母親とその子どもの保健活動にたずさわりました。この活動から、日本で生活する外国人お母さんも同じ経験をしていたことを知り、なぜアクセスしにくいのか、その原因が何なのか、外国籍住民のアクセスをよくするにはどうしたらよいか、ということを今も勉強しています。

移民者の保健医療アクセスというテーマは、世界的には大きな問題となっていますが、外国籍住民が世界的に少ない日本では、まだ明るみに出ていないかもしれません。最近になって注目されつつありますが、まだまだわかっていないこともたくさんあります。自分が過去に経験したことが、今の学びにつながり、これからもずっとこの分野で生きていこうと思っています。そして、私はこの生き方にとても満足しています。看護師・保健師という看護職についたからこそ、このような生き方ができています。私のような生き方は、看護職として生きる道のひとつにすぎず、看護職という職は、ほかにもいろいろな方法で生きていくことを可能にしてくれる職種ではないでしょうか。

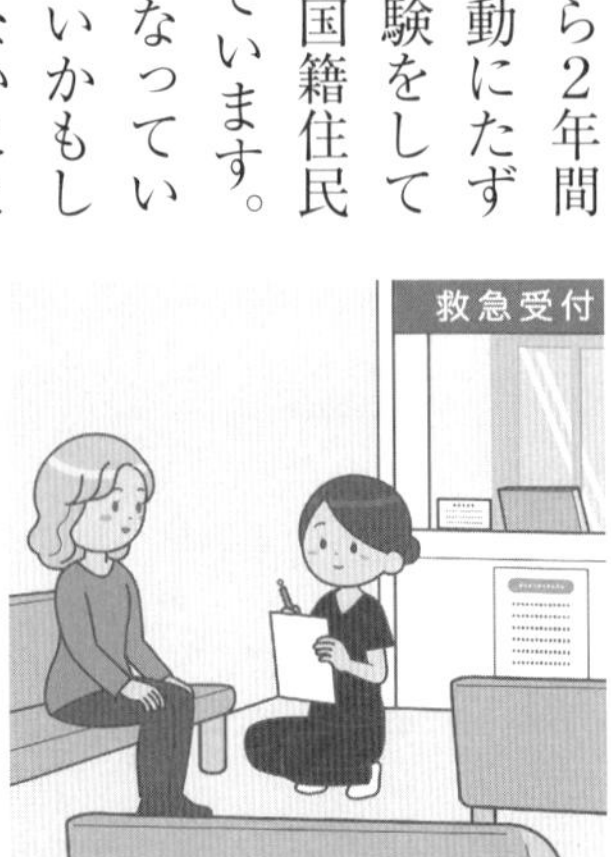

コラム Column 4

フライトナースというお仕事

愛知医科大学病院　非常勤講師　川谷 陽子

みなさんはフライトナースをご存じですか。2001年からわが国で始まったドクターヘリを契機に、看護師の1つの専門職として「フライトナース」は始まりました。ここではフライトナースのお仕事を紹介します。

・ドクターヘリとは

重症の救急患者に対応できる救急専用のヘリコプターです。救急疾患に対応できる医師と看護師（フライトナース）が搭乗して、救急現場での治療・看護、重症患者のヘリコプター搬送を行います。救急患者は重症になればなるほど、いかに早く適切な処置、治療をほどこすかが救命率の向上や後遺障害の軽減につながります。発症した直後から質の高い医療を提供し、患者のよりよい社会復帰を目指します。

・フライトナースのお仕事

フライトナースは、救急現場で治療・処置の介助や、フィジカルアセスメント（身体診査）を駆使した患者の観察、患者と家族の精神的なサポートを行います。病院内での診療とちがって、事故現場など、危険な場所に行くことも多くあります。事故現場で救出中の患者に治療する場面も多くあり、患者に必要な医療を提供すると共に、周囲の状況にも気を配り、安全に配慮することが必要です。救急現場で行う看護は、病院のように医療の環境が整っているわけではなく、限られた医療機材を用いて、少ない人員の中で行わなければなりません。迅速で確実な医療が提供できるように、常に知識の向上と技術の習得を継続していかなければならない仕事です。

・フライトナースを目指すみなさんへ

フライトナースには、非常に高い専門性が求められます。常に命を救う場面のため、1分1秒を争う判断力や実践力が必要です。フライトナースは、一見すると華やかで、あこがれの職業にクローズアップされがちです。しかし単なる憧れだけではなく、仕事に誇りを持ち、専門性を追求する方々が増え、フライトナースという職業が発展していくことを期待します。

執筆者プロフィール

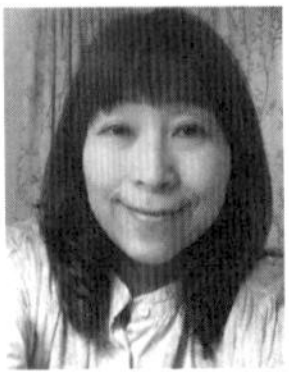

門間 晶子 かどま あきこ ●看護学研究科地域保健看護学 教授

11年名古屋大大学院医学系研究科看護学専攻博士後期課程修了。病棟看護師、名古屋市保健師、看護系短大助手を経て99年より名古屋市立大看護学部講師。准教授を経て15年より名古屋市立大看護学部教授。専門は、地域保健看護学、公衆衛生看護学。日本看護医療学会副理事長。子育て支援のNPOまめっこ副理事長。

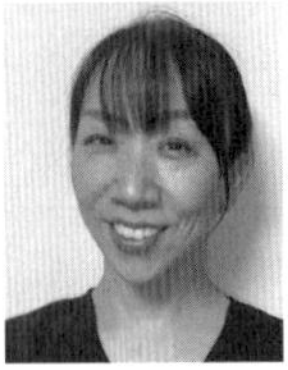

山川 美奈子 やまかわ みなこ ●医学部附属西部医療センター 助産師

96年名古屋市立中央看護専門学校助産学科卒業。名古屋市立城北病院を経て、11年より名古屋市立西部医療センター(21年より名古屋市立大医学部附属西部医療センター)助産師。病棟主任。20年よりアドバンス助産師。

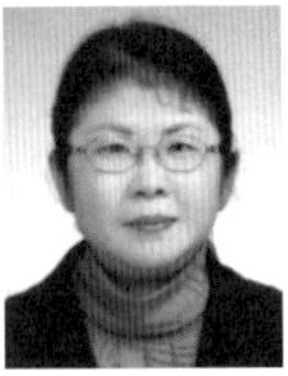

山邉 素子 やまべ もとこ ●看護学研究科成育保健看護学 教授

07年大分大大学院医学研究科博士課程修了。96年九州大学病院、大分医科大医学部(現:大分大医学部)に編入。02年九州看護福祉大学、04年聖マリア学院大・短大休職後、16年いわき明星大、18年宇部フロンティア大、22年8月まで帝京大福岡キャンパスを経て、22年9月より名古屋市立大看護学部教授。専門は、成育保健看護学、解剖生理看護学。94年財団法人臨床研究奨励基金を受賞。

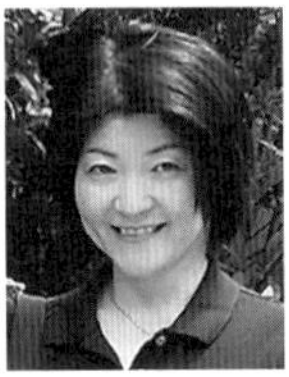

安東 由佳子 あんどう ゆかこ ●看護学研究科慢性看護学 教授

04年広島大大学院保健学研究科博士後期課程修了。16年長野県看護大教授を経て、19年より名古屋市立大看護学部教授。専門は、慢性看護学。日本健康学会優秀論文賞、日本看護研究学会奨励賞を受賞。

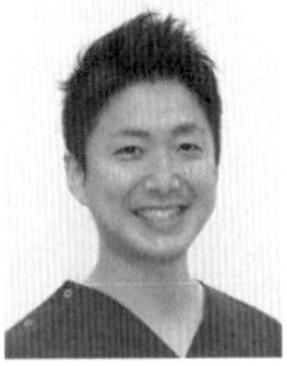

中嶋 武広 なかしま たけひろ ●看護学研究科 非常勤講師 / 岐阜ハートセンター 看護部長

15年名古屋市立大大学院博士前期課程修了。21年豊橋ハートセンター副看護部長を経て、22年より岐阜ハートセンター看護部長。特定行為研修責任者兼任。17年より名古屋市立大看護学部非常勤講師。専門は、クリティカルケア看護学。急性・重症患者看護専門看護師。

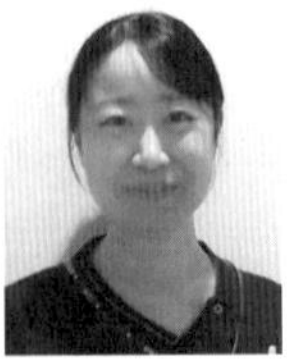

門井 真衣 かどい まい ●医学部附属東部医療センター 老人看護専門看護師

21年愛知県立大大学院看護学研究科博士前期課程老年看護専門看護師コース修了。22年より東部医療センター老人看護専門看護師。現在は認知症ケアチームで活動。

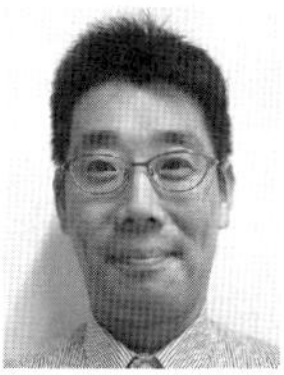

桐山 啓一郎　きりやま けいいちろう　●看護学研究科精神保健看護学 准教授・精神看護専門看護師

20年岐阜県立看護大大学院看護学研究科博士後期課程修了。羽島市民病院、三重大大学院准教授などを経て、23年より名古屋市立大看護学部准教授。専門は、精神看護学。ぎふ精神看護検討会代表、精神看護専門看護師として地域貢献活動を行っている。

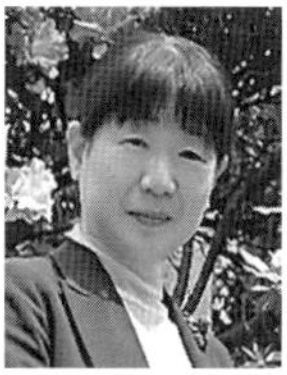

秋山 明子　あきやま あきこ　●看護学研究科在宅看護学　教授

11年大阪大大学院医学系研究科保健学専攻博士後期課程修了。23年より名古屋市立大看護学部教授。専門は、在宅看護学、公衆衛生看護学、地域保健看護学。

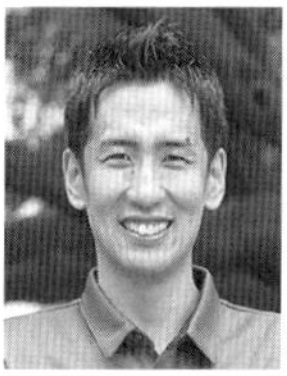

藤野 泰平　ふじの やすひら　●看護学研究科　非常勤講師／みんなのかかりつけ訪問看護ステーション　代表取締役

06年名古屋市立大看護学部卒業。11年聖路加国際病院を経て、14年より日本の隅々まで最高のケアを届けるため、みんなのかかりつけ訪問看護ステーション設立。19年より名古屋市立大看護学研究科非常勤講師。専門は、訪問看護、看護管理。20年日本看護協会「看護業務の効率化 先進事例アワード」優秀賞、21年経済産業省はばたく中小企業・小規模事業者300社受賞、著作『現場で役立つ よくわかる訪問看護』『Q&Aでわかる　訪問看護ステーションの起業・経営・管理』など。

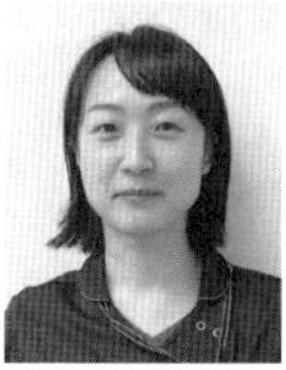

川崎 友香　かわさき ゆか　●名古屋市立大学病院　精神看護専門看護師

20年名古屋市立大大学院看護学研究科修了。08年より名古屋市立大学病院看護師。専門は、精神看護。現在は病棟のほか、リエゾンチームやせん妄・認知症ケアチームで活動。

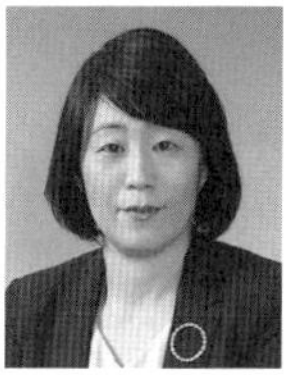

安岡 砂織　やすおか さおり　●看護学研究科感染予防看護学　准教授

15年名古屋市立大大学院看護学研究科博士後期課程修了。07年東邦大にて助教・講師・准教授を経て、21年より名古屋市立大看護学部准教授。専門は、感染予防看護学。令和元年度東邦大学教育賞を受賞。

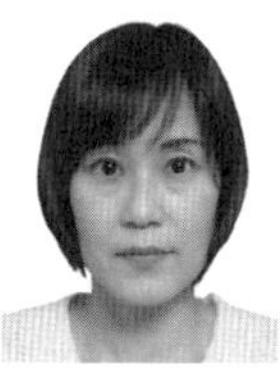

吉野 亜沙子　よしの あさこ　●看護学研究科　研究員

23年名古屋市立大大学院看護学研究科博士後期課程修了。06年浜松赤十字病院外科病棟、約1年Shinya MD. PC内視鏡専門クリニック、1年8カ月聖隷三方原病院、2年間名古屋市非常勤保健師、9カ月国際連合農業食糧機関フェローシップを経て、23年より名古屋市立大看護学研究科研究員。専門は、国際保健看護学。

名古屋市立大学

NAGOYA CITY UNIVERSITY

公式HP ▶

1884年に開校した名古屋薬学校と1943年に開校した名古屋市立女子高等医学専門学校を源流とし、1950年に名古屋女子医科大学と名古屋薬科大学を統合して、医学部（旧制）と薬学部（新制）の2学部からなる公立大学として設立されました。

その後、地域社会の要請に応えて学術的貢献領域を拡充しつつ、経済学部、人文社会学部、芸術工学部、看護学部、総合生命理学部を開設。2023年４月には本学8番目の学部となるデータサイエンス学部を新設し、都市型総合大学として発展を続けています。地域に開かれ広く市民と連携・協働し、学部の壁を越え教職員が一体となって、優れた人材の育成、先端的研究の世界への発信、市民の健康福祉などの社会貢献に寄与しています。「知と創造の拠点」となるべく、それぞれの分野で、知性と教養に溢れ、創造力に富んだ次世代を担う有為な人材を輩出し続けています。

■学部学生…4,120名(男:1,835名、女:2,285名)　■大学院生…813名
■専任教員…788名(教授209名、准教授176名、講師137名、助教261名、助手5名)
※2023年5月1日現在

桜山(川澄)キャンパス

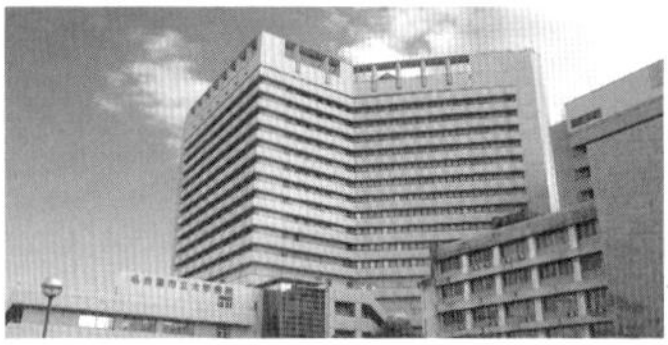

▶医学部／看護学部
〒467-8601 名古屋市瑞穂区瑞穂町字川澄1

滝子(山の畑)キャンパス

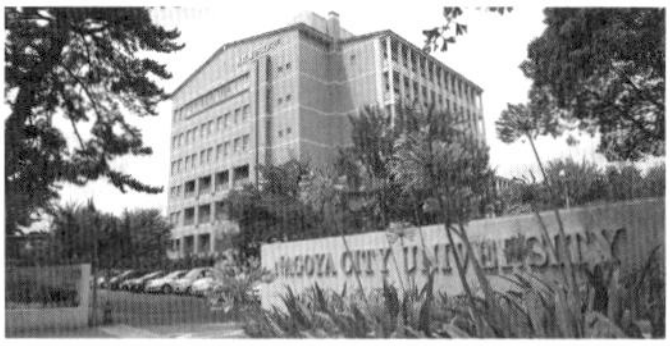

▶経済学部／人文社会学部／総合生命理学部／データサイエンス学部
〒467-8501 名古屋市瑞穂区瑞穂町字山の畑1

田辺通キャンパス

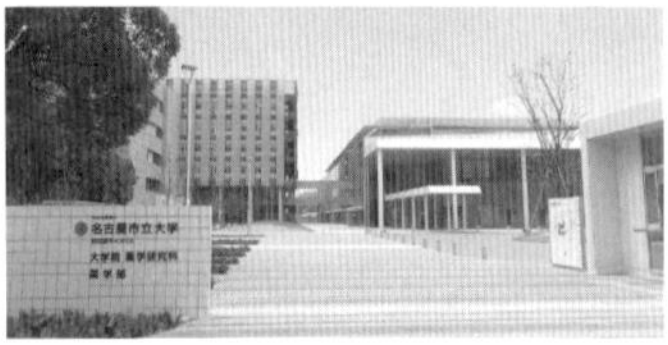

▶薬学部
〒467-8603 名古屋市瑞穂区田辺通3-1

北千種キャンパス

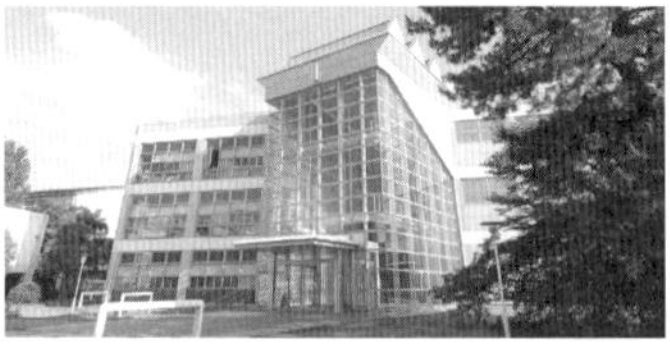

▶芸術工学部
〒464-0083 名古屋市千種区北千種2-1-10

令和5年4月

みどり市民病院・みらい光生病院が新たに名市大の「附属病院群」に加わりました

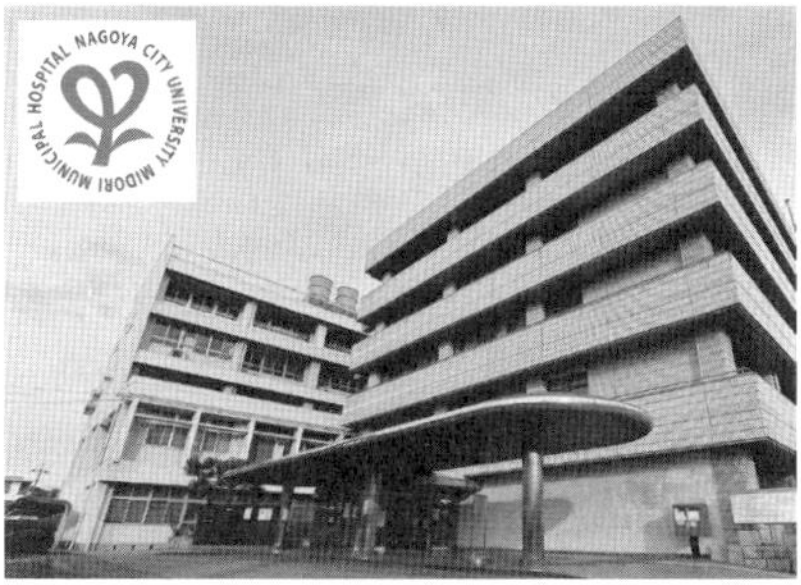

名古屋市立大学医学部附属
みどり市民病院
（旧:名古屋市立緑市民病院）

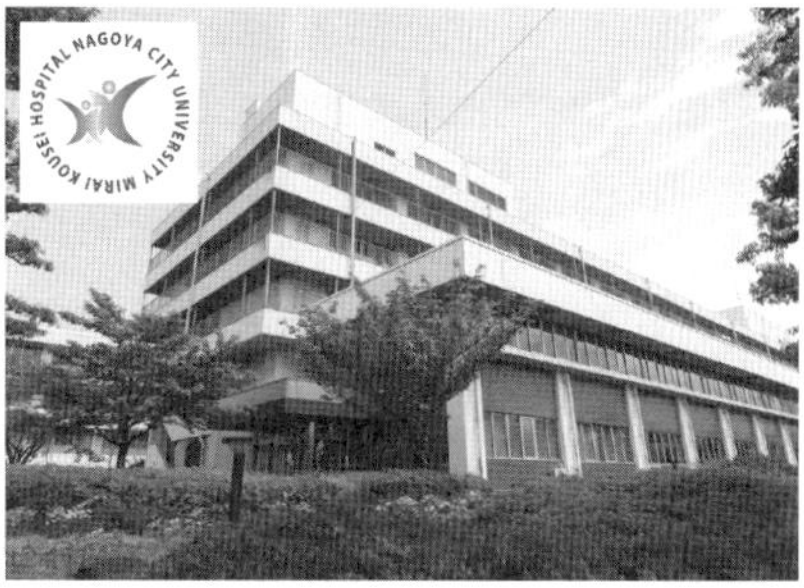

名古屋市立大学医学部附属
みらい光生病院
（旧:名古屋市厚生院附属病院）

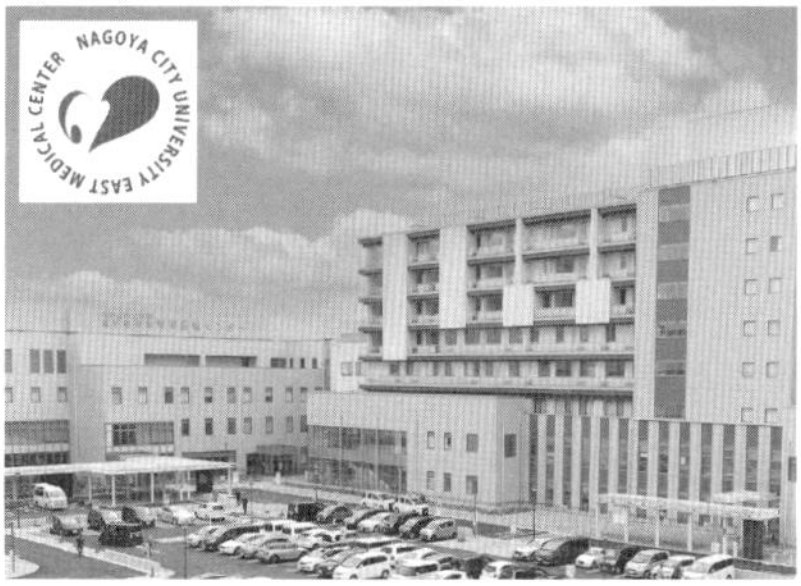

名古屋市立大学医学部附属
東部医療センター

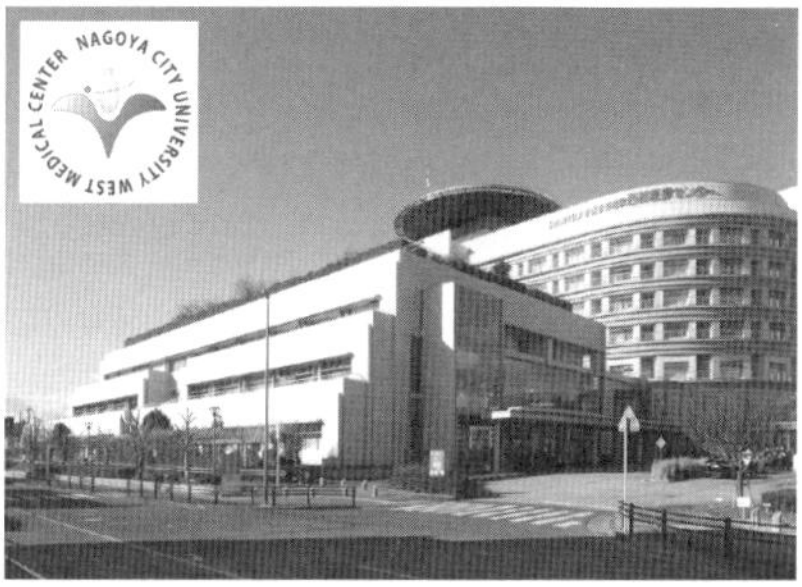

名古屋市立大学医学部附属
西部医療センター

◀西部医療センター
令和6年2月
新サイト開設予定

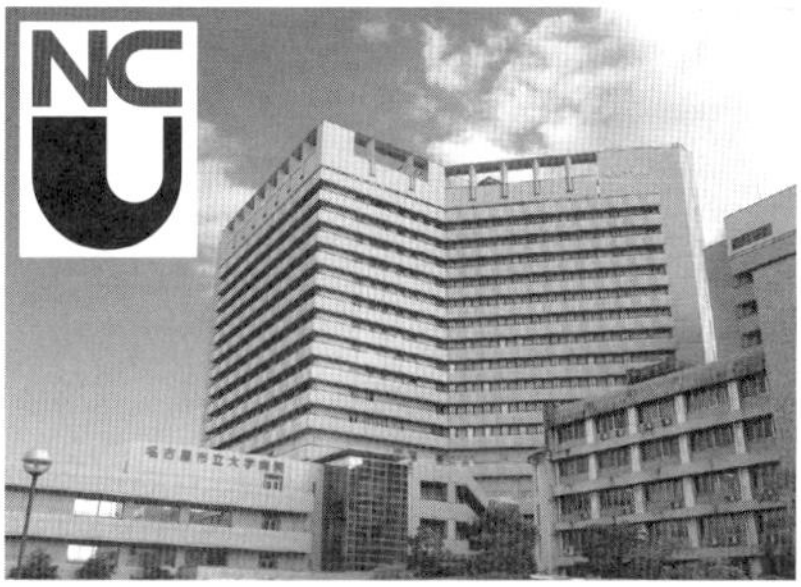

名古屋市立大学病院

看護学部

看護学部・大学院看護学研究科　公式HP ▶

看護学部は名古屋市立大学の第6番目の学部として平成11年に開設されました。

看護学は、人の健康に深く関わる学問であり、発達段階や生活の場をふまえて、一人ひとりがその人らしく生きることを支援する実践の科学です。また、医療の高度化・専門分化、チーム医療の推進、人々の健康に対する関心の高まりなどによって、看護師にはより高度な知識や判断力が求められています。

このような背景のもと、看護学部では、人間の尊厳を理解し、看護を通じて保健・医療・福祉に貢献できる人材の育成を目指しています。

看護学部の特色

◆教養教育

・総合大学の利点を生かした幅広い教養科目の設置

・入学直後から医学部・薬学部・看護学部の学生がともに学ぶ医薬看連携地域参加型学習

◆専門基礎科目

・人体の構造と機能、病気とその治療、健康を支援する仕組みなどの学び

◆専門科目

・人の成長発達と健康問題に関する看護の専門的な知識と技術の学び

・様々な専門分野・領域で活躍できる力を養うための充実した実習

実習施設：名古屋市立大学医学部附属病院群、愛知県内や市内の保健所、重症心身障害者施設、デイケアセンター、介護老人保健施設、訪問看護ステーション等

Topics

●看護学部は、令和5年4月に名古屋市立中央看護専門学校と統合したことにより入学定員が120人に増加しました。東海三県の国公立大学では最大規模の入学定員となりました。

●令和7年4月には学部学科再編により、看護学部は医学部保健医療学科（仮称）看護学専攻として新しくスタートする予定です。さらに同学科にリハビリテーション学専攻を設け、看護学生は医師・理学療法士・作業療法士を目指す学生と同じ医学部で学ぶこととなり、多職種連携教育をさらに強化していきます。（設置構想中）

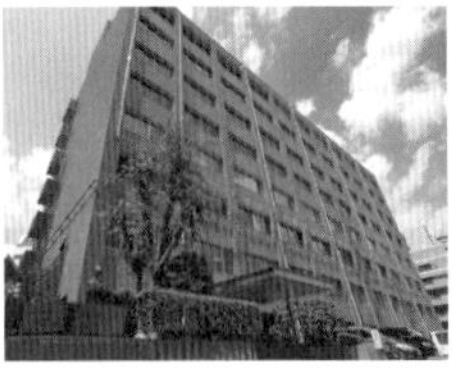

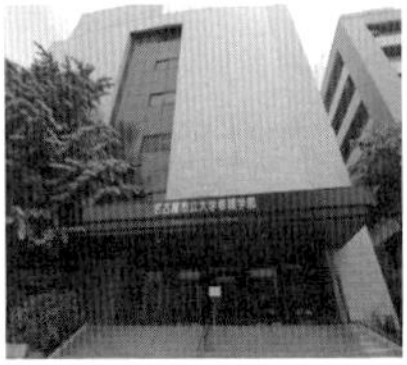

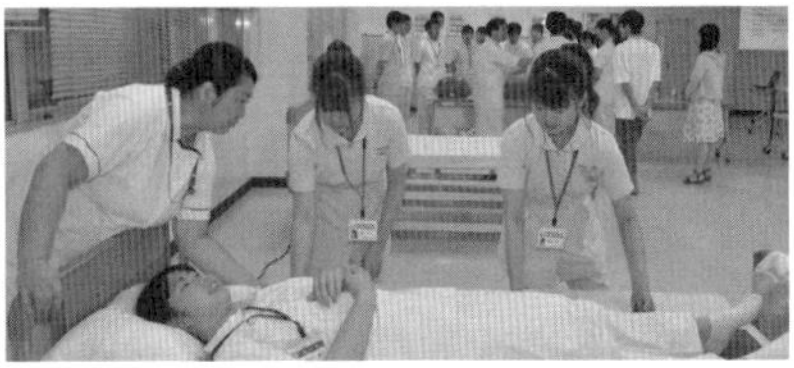

大学院 看護学研究科

看護学研究科では、人々の健康と福祉の実態を踏まえ、看護・助産の理論と実践を追求し、少子高齢化が進展するなかで必要とされる質の高い看護実践者、社会のニーズに積極的に応えられる優れた看護教育者・看護研究者を育成します。また、医療の高度化に対応する先進的研究と地域における保健医療福祉分野の研究の促進を図ります。

【博士前期課程】

修士論文コース（看護学領域・助産学領域）：各教育研究分野において、優れた看護学・助産学の専門職者、教育者、研究者を養成するため理論と実践を追求し、社会のニーズに積極的に応えられる能力の修得をはかります。

専門看護師教育コース：複雑で解決困難な看護問題をもつ個人・家族・集団に対して水準の高い看護ケアを提供し、高度な医療の進展に対応できる専門看護師を養成します。

助産学上級実践コース：助産師の有資格者に対し、助産学領域における専門性と卓越した能力を修得します。また、看護学の教育課程を修了し、助産師の資格取得を目指す者への助産の基礎となる科目群を配置しています。

【博士後期課程】

健康な生活への支援や新たなケアシステムに関する研究を通じて看護学の学問的構築を推進できる優れた教育・研究者を育成します。教育研究分野を「健康支援看護学分野」と「ケアシステム看護学分野」の2つにわけ、国際社会など多様な場で活躍できる優れた教育・研究者を目指します。

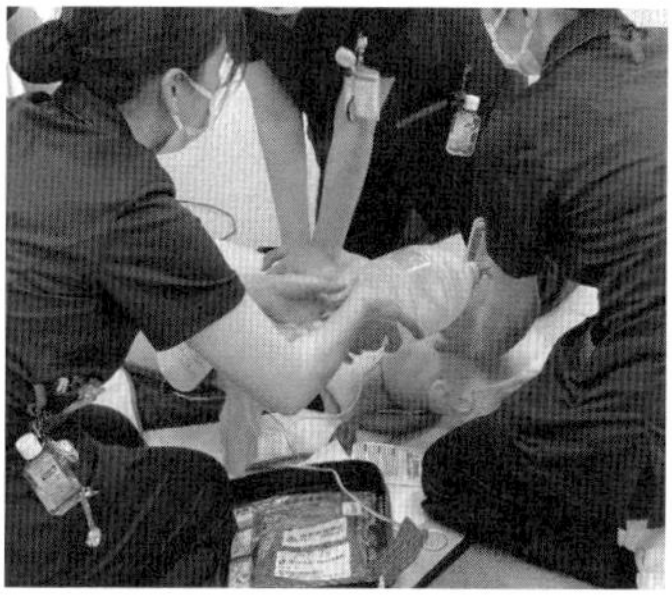

Topics

- 令和5年4月に**周麻酔期看護師教育コース**を設置しました。
- 令和6年4月に名古屋市立大学大学院医学研究科修士課程に**診療看護師コース**を設置します。
- いずれのコースも看護学研究科と医学研究科、５つの名古屋市立大学医学部附属病院群が協力して充実した教育プログラムを展開し、高度な看護実践能力を有する質の高い看護師を養成いたします。

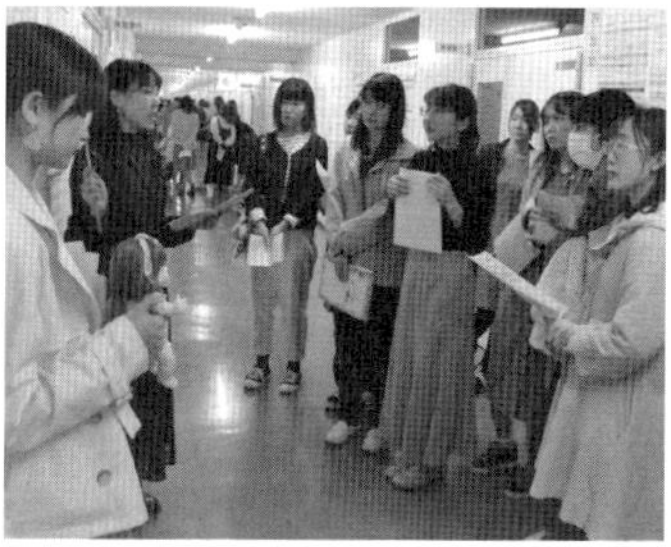

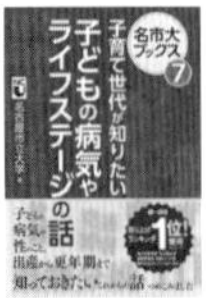

【第7巻】子育て世代が知りたい子どもの病気やライフステージの話

子どもの病気や性のこと、出産から更年期まで知っておきたいこれからの話
つめこみました
〈キーワード〉生活習慣病／無痛分娩／肩の痛み／更年期障害／精神科治療／性教育

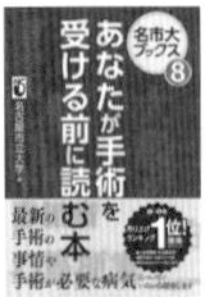

【第8巻】あなたが手術を受ける前に読む本

最新の手術の事情や手術が必要な病気についていろいろ紹介します
〈キーワード〉手術への不安／術後障害／がんの早期発見／心筋梗塞／脳の病気／白血病／看護

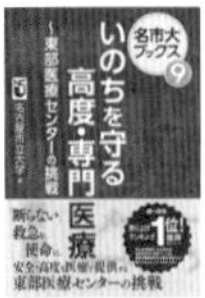

【第9巻】いのちを守る高度・専門医療 ～東部医療センターの挑戦

「断らない」救急を使命とし安全・高度な医療を提供する東部医療センターの挑戦
〈キーワード〉頭痛／甲状腺疾患／子どもの出血／がん検査／がん治療／脂肪肝／病理診断／男性不妊症／帝王切開／衛生学／防災・減災の備え

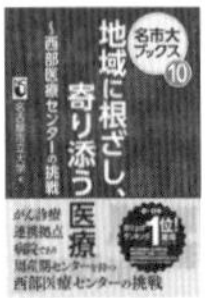

【第10巻】地域に根差し、寄り添う医療 ～西部医療センターの挑戦

がん診療連携拠点病院であり周産期センターを持つ西部医療センターの挑戦
〈キーワード〉肺疾患／鼻炎／消化管穿孔／骨折／関節リウマチ／パーキンソン病／大動脈瘤／ペースメーカー／脳卒中／腎盂腎炎／慢性腎臓病

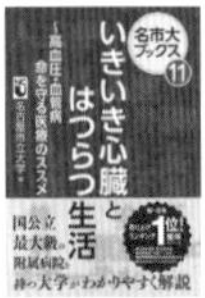

【第11巻】いきいき心臓とはつらつ生活 ～高血圧・血管病　命を守る医療のススメ

血圧や血管のはたらきなど心臓をテーマに予防法や医療の最新情報を提供
〈キーワード〉心臓の働き／高血圧／血管病／カテーテル手術／心臓弁膜症／心臓リハビリテーション／心不全／子どもの心臓病／災害時に見られる心疾患

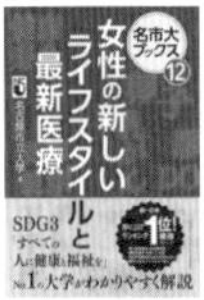

【第12巻】女性の新しいライフスタイルと最新医療

女性のライフステージごとの必要な知識について解説、男性にも読んでいただきたい1冊
〈キーワード〉月経／妊娠／子宮内膜症／乳がん／子宮筋腫／子宮がん・卵巣がん／膠原病／更年期障害／女性のメンタルヘルス／エイジングケア

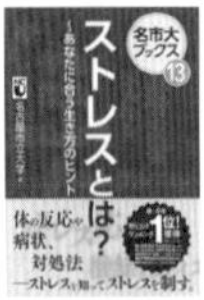

【第13巻】ストレスとは？ ～あなたに合う生き方のヒント

体の反応や病状、対処法－ストレスを知ってストレスを制す
〈キーワード〉細胞レベルのストレス／胃の病気／睡眠／無月経／糖尿病／めまい／心理学／運動や音楽でストレス軽減／リハビリ／レジリエンス

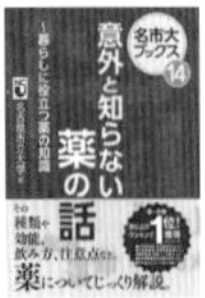

【第14巻】意外と知らない薬の話 ～暮らしに役立つ薬の知識

その種類や効能、飲み方、注意点など薬についてじっくり解説
〈キーワード〉薬のしくみやリスク／副作用／健康食品／薬の種類／自然薬／高齢者と薬／子どもと薬／お薬手帳／薬局やドラッグストアの活用

名市大ブックス 好評発売中!

各巻詳細はこちらから▶

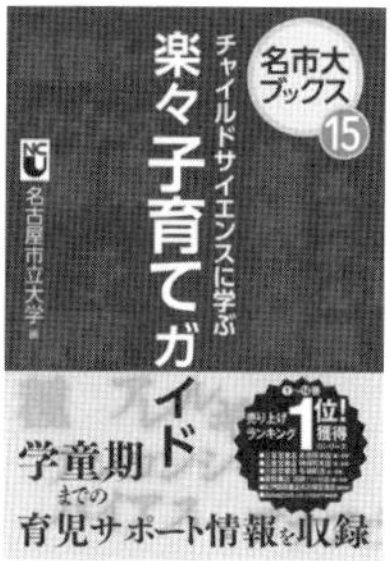

【第15巻】
チャイルドサイエンスに学ぶ
楽々子育てガイド

新刊
第16巻と
同時発売中

学童期までの育児サポート情報を収録
A5判　並製　120頁　定価1,000円+税
ISBN978-4-8062-0811-2　C0047

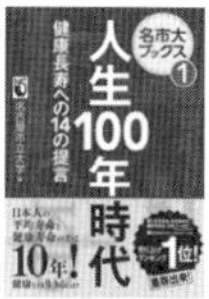

【第1巻】人生100年時代　健康長寿への14の提言

日本人の平均寿命と健康寿命の差は10年! 健康なまま生きるには?
〈キーワード〉健康寿命／心不全／高血圧／脳卒中／認知症／緑内障／
めまい・ふらつき／排泄ケア／筋トレ／ロボット支援手術

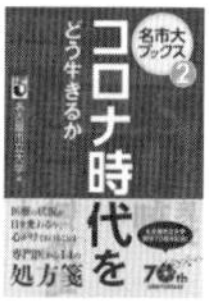

【第2巻】コロナ時代をどう生きるか

医療の状況が日々変わる今、心がけておけることは。専門医から14の処方箋
〈キーワード〉withコロナ時代の救急医療・災害医療／不安／口腔ケア／
タバコ／肥満／生殖医療

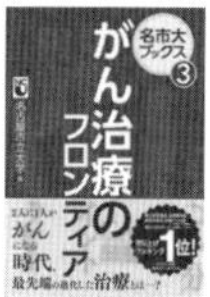

【第3巻】がん治療のフロンティア

2人に1人ががんになる時代、最先端の進化した治療とは?
〈キーワード〉胃がん／肺がん／肝臓がん／乳がん／膵がん／皮膚がん／
前立腺がん／骨がん

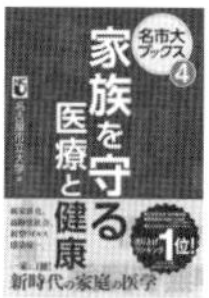

【第4巻】家族を守る医療と健康

核家族化、高齢化社会、新型ウイルス感染症。一家に1冊! 新時代の家庭の医学
〈キーワード〉アレルギー／発達障害／慢性痛／在宅医療／歩行障害／
予防接種ワクチン

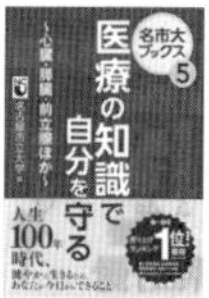

【第5巻】医療の知識で自分を守る

人生100年時代、健やかに生きるため、あなたが今日からできること
〈キーワード〉検脈／狭心症／前立腺肥大症／OTC医薬品／慢性膵炎／人間ドック／
かかりつけ医

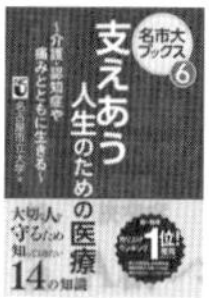

【第6巻】支えあう人生のための医療

大切な人を守るため知っておきたい14の知識
〈キーワード〉痛み／漢方／認知症／糖尿病／尿路結石／肺炎／支えあい・助けあい

名市大ブックス⑯
看護の世界
〜生活と健康を支える多様な看護

2024年1月31日　初版第1刷　発行
編　著　名古屋市立大学
発行者　鵜飼哲也
発行所　中日新聞社
〒460-8511 名古屋市中区三の丸一丁目6番1号
電話 052-201-8811（大代表）
052-221-1714（出版部直通）
郵便振替 00890-0-10
ホームページ https://www.chunichi.co.jp/corporate/nbook/
印　刷　長苗印刷株式会社
デザイン　全並大輝
イラスト　mikiko

ISBN978-4-8062-0812-9 C0047

名市大ブックスに関するご意見・ご感想を
下記メールアドレスにお寄せください。
ncu_books@sec.nagoya-cu.ac.jp
（名古屋市立大学 総務部広報室あて）

名古屋市立大学HP
名市大ブックスページ
▼